LA RECETA PARA LA CALMA

LA RECETA PARA LA CALMA

7 días para deshacerte del estrés y cultivar la serenidad y la alegría

Elissa Epel

DIANA

Obra editada en colaboración con Editorial Planeta – España

Título original: *The stress prescription: seven days to more joy and ease*
PENGUIN BOOKS. Un sello editorial de Penguin Random House LLC,
penguinrandomhouse.com

Diseño del interior: Daniel Lagin
Maquetación: Realización Planeta

Bajo el sello editorial DIANA M.R.
Avenida Presidente Masarik núm. 111,
Piso 2, Polanco V Sección, Miguel Hidalgo
C.P. 11560, Ciudad de México
www.planetadelibros.com.mx

Primera edición impresa en España: marzo de 2024
ISBN: 978-84-1119-100-5

Primera edición en formato epub: agosto de 2024
ISBN: 978-607-39-1803-9

Primera edición impresa en México: agosto de 2024
ISBN: 978-607-39-1649-3

Impreso en los talleres de Impresora Tauro, S.A. de C.V.
Av. Año de Juárez 343, Col. Granjas San Antonio,
Iztapalapa, C.P. 09070, Ciudad de México
Impreso en México – *Printed in Mexico*

Este libro está dedicado a nuestros ancestros, por la fortaleza y la resiliencia de su espíritu humano y el amor que, superando los tiempos difíciles, ha hecho posible que estemos aquí. Y a ti, lector, por tus esfuerzos, a menudo heroicos, por vivir y amar en estos tiempos inciertos.

ÍNDICE

Introducción. Espera lo inesperado 9
Cómo usar este libro 27

Día 1. Las cosas se torcerán… y no pasa nada 31
Día 2. Controla lo que puedas… y deja lo demás 61
Día 3. Sé el león 97
Día 4. Entrena la resiliencia 131
Día 5. Deja que la naturaleza se encargue 163
Día 6. Además de relajado, renovado 193
Día 7. Empieza con alegría, termina con alegría 225

Conclusión. Renueva la receta 261
Agradecimientos 277
Bibliografía y recursos 281
Notas 289

INTRODUCCIÓN

ESPERA LO INESPERADO

¿Te gustaría vivir en un mundo sin estrés?

Imagínatelo: cero preocupaciones, cero ansiedad, cero presión.

¿Suena bien?

Tal vez por un tiempo. Pero el estrés está tan profundamente entretejido en nuestra experiencia vital, y de una forma tan esencial, que es imposible separarlo de la vida misma. Por muy difícil que sea a veces sobrellevarlo, estaríamos mucho peor sin él. Los seres humanos contamos con una respuesta al estrés por una razón: prepara la mente y el cuerpo para lo que tenemos que hacer en un momento determinado y para lo que está por llegar. Desde un punto de vista evolutivo, la respuesta natural al estrés salvó nuestra vida prehistórica una y otra vez. Es la razón por la que estamos aquí, y seguimos necesitándola para motivarnos. Nos da energía y claridad. Nos proporciona los recursos físicos y mentales necesarios para afrontar un reto. Una respuesta sana al estrés

—la que se da cuando, después de un pico de estrés (un episodio de estrés agudo), nos recuperamos rápidamente— es buena para el cuerpo. Los seres humanos estamos perfectamente preparados para manejar el estrés. Es más, lo necesitamos. A una dosis y con una frecuencia adecuadas, el estrés nos ayuda a mantener las células jóvenes y vitales.

Sin embargo, hoy en día, la mayoría tenemos problemas de estrés.

Tenemos «activado» el estrés todo el tiempo. El estrés es el océano en el que nadamos a diario. Desde el momento en que abrimos los ojos por la mañana hasta que los cerramos por la noche, nos vemos inundados por constantes factores desencadenantes de estrés: exigencias y plazos, logística, listas de tareas pendientes, conversaciones difíciles y crisis inesperadas, ya sean grandes o pequeñas. Son muchos los factores que pueden desencadenar el estrés en el organismo, activando ese potente coctel de hormonas del estrés que recorre el torrente sanguíneo y afecta a todo, desde la velocidad a la que late el corazón hasta la manera de pensar, pasando por la forma de digerir los alimentos y almacenar grasa. Hasta los pensamientos se convierten en estresores a los que responde el cuerpo. De hecho, nuestros pensamientos son la causa más común de estrés.

Entonces, ¿qué hacemos?

No podemos eliminar el estrés. Siempre formará parte de nuestra vida. Cualquier cosa que valga la pena estará entretejida con elementos de estrés: desafío, incomodidad, riesgo. Eso no podemos cambiarlo. Pero sí podemos cambiar nuestra respuesta al estrés. Y en un mundo impredecible, en el que todo cambia con rapidez, podemos conseguirlo con un giro maravillosamente sencillo: podemos aprender a esperar lo inesperado.

Cuando ocurre lo inesperado

Bryan Koffman, mi vecino, tiene unos cincuenta años. Él y su mujer, Yana, viven calle abajo, en un barrio tranquilo y frondoso de San Francisco. Trabaja en un asilo de ancianos. Le gusta su trabajo, la ciudad en la que vive y su matrimonio. Si le preguntaran, diría que «la vida es buena». Pero su vida no siempre ha sido tan estable y satisfactoria.

Bryan creció en Rusia y se casó joven. Con veinte años era un recién casado que comenzaba su carrera. Quería ser enfermero. Pero el ejército soviético lo reclutó y lo envió a una base en el Ártico.

Quedó destrozado. Tuvo que dejar sus estudios, su carrera y su familia para someterse a un periodo de formación de dos años en una zona del país que estaba a cincuenta grados bajo cero, donde podía morir por no ponerse bien el equipo de protección. Estaba perdiendo todo lo que tenía importancia para él, y hasta su propia vida estaba en riesgo. No todos sobrevivían al entrenamiento y había muchas posibilidades de que después lo destinaran a Afganistán.

Había mucho en juego. Podía perderlo todo sin tener nada que ganar. Bryan asegura que sus niveles de ansiedad estaban por las nubes: sin saber lo que iba a pasar y sin ningún control sobre las circunstancias, su sistema nervioso estaba constantemente alerta.

El estrés crónico es estrés tóxico para el organismo

Aunque nunca te hayan enviado a la tundra ártica, apuesto a que el estrés de Bryan te resulta familiar. El estrés no es malo en sí, pero el estrés crónico sí lo es. Yo estudio el estrés y el efecto que produce en el bienestar y el envejecimiento. He observado el estrés bajo el microscopio para investigar cómo nos puede cambiar la estructura de las células e incluso los telómeros (las «cubiertas» protectoras de los extremos de los cromosomas), que han resultado ser importantes marcadores biológicos de la salud y el envejecimiento; serían como unos «relojes» microscópicos que se hallan ocultos dentro de cada una de nuestras células. Y esto es lo que he visto: el estrés crónico, el que se prolonga durante años y años, tiene un efecto tóxico en el organismo. Desgasta las células prematuramente.

Muchos de los consejos que recibimos sobre cómo afrontar el estrés son buenos pero insuficientes: deshazte de los factores estresantes; aprende estrategias para relajarte. ¡Por supuesto! Son unos primeros pasos estupendos. De hecho, en este libro ofrezco estrategias efectivas tanto para reducir las situaciones estresantes como para relajarse de verdad.

Pero debo hacer un par de advertencias importantes. En primer lugar, no se pueden eliminar todos los factores estresantes, ni de chiste. El estrés se encuentra hasta en los aspectos más alegres y satisfactorios de la vida: todo, desde la crianza de los hijos hasta el crecimiento profesional o la consecución de nuestros mayores sueños, puede ser muy estresante. Y lo es porque esas cosas nos importan mucho. No podemos dejar de preocuparnos por ellas, ni queremos hacerlo. En segundo lugar, muchas estrategias de relajación acaban siendo soluciones rápidas, solo unos curitas que no ayudan realmente a largo plazo, y cuando llega la siguiente oleada de estrés, es igual de abrumadora que siempre.

Como decía, el estrés puede ser bueno. Pero el estrés «crónico» no nos hace ningún bien, sino que es dañino y conlleva toda una serie de consecuencias perjudiciales para la salud, como un mayor riesgo de obesidad, enfermedades cardiacas, diabetes, depresión y demencia. Pero lo más importante que hay que entender es que el estrés crónico penetra en las células. El estrés crónico aumenta las concentraciones sanguíneas de la tríada formada por tres importantes factores de estrés: cortisol, estrés oxidativo e inflamación, y cuando estos factores están siempre presentes en el interior de las células, se desgastan los telómeros (las cubiertas que protegen los extremos de los cromosomas). Se acortan más rápido. ¿Por qué es importante? Porque unos telómeros excesivamente cortos dañan las mitocondrias, que son las «baterías» que dan energía a las células y las mantienen sanas. Y lo que es peor, cuando una célula desgastada llega al final de su vida sana, entra en un estado de vejez nocivo e irreversible (llamado «senescencia celular» o «senescencia replicativa»).[1] Afortunadamente, podemos cambiar la situación antes de llegar a ese estado.

En el cuerpo hay muchos tejidos que necesitan regenerarse para mantenerse sanos, lo que significa que se tienen que crear células nuevas. Esta regeneración se produce en zonas cruciales del cuerpo, como las células inmunitarias, el tejido cardiovascular y el hipocampo, una zona del cerebro vital para la memoria y el estado de ánimo. Y resulta que la longitud de los telómeros es básicamente lo que determina cuánto tiempo puede seguir dividiéndose una célula. Cuanto más largos sean los telómeros, más veces podrán dividirse y replicarse las células, y renovar los tejidos. Pero cuando se acortan demasiado, deja de ser posible, ya que se produce la senescencia celular y la célula deja de renovarse. Ha llegado al final de su camino.

La presencia de telómeros cortos en las células sanguíneas vaticina que aparecerán más pronto enfermedades e incluso la muerte. Es un asunto muy serio. La gente suele preguntarme si la longitud de los telómeros es un «marcador» de envejecimiento (como si fuera un «registro» celular que refleja la edad) o un «mecanismo» de envejecimiento (una parte causal del proceso de envejecimiento). La respuesta es ambas cosas. La predisposición genética a tener telómeros largos augura directamente que existirá un menor índice de enfermedades crónicas asociadas al envejecimiento, como las cardiopatías, lo cual demuestra que los telómeros son un «mecanismo». Por otra parte, el estrés crónico puede llevar al envejecimiento prematuro a través de muchas vías, y los telómeros son una de ellas. Cuando el estrés crónico conduce al desgaste de los telómeros y a la inflamación, «causa» un envejecimiento prematuro a través del proceso de senescencia celular del que ya hablamos.

Como investigadora del estrés, es un tema que me preocupa. Porque estar demasiado estresados durante mucho tiempo acelera el envejecimiento biológico y las enfermedades se desarrollan antes. Y las investigaciones demuestran que, por término medio, nuestros niveles de estrés no hacen más que aumentar.

Superestresados

La pandemia de COVID-19 provocó un aumento crítico de la depresión y la ansiedad, pero los niveles de estrés entre la población ya llevaban años aumentando. Los investigadores del estrés han observado la rutina diaria de las personas, preguntándoles sobre los acontecimientos estresantes que les han ocurrido y cómo se han sentido después. De esta forma se descubrió que, en los últimos veinte años, la gente no solo ha experimentado vivencias estresantes con más frecuencia, sino que también se ha sentido más estresada por estas situaciones.[2]

La intensidad del estrés va en aumento.

Solemos pensar que el estrés solo aparece ante un acontecimiento estresante, ¡como ser reclutado por el ejército soviético!, por ejemplo. Este es un caso extremo y, sin duda, los sucesos importantes, como las rupturas o las pérdidas, aumentan los niveles de estrés durante meses. Sin embargo, las situaciones cotidianas, como encontrar tráfico de camino al trabajo, también disparan la respuesta al estrés. Si bien los investigadores suelen concentrarse en los sucesos estresantes, podría ser mucho más revelador que nos fijemos en lo relajados o alertas que estamos en circunstancias normales para tomarlo como valor de referencia y ver cómo estamos reteniendo el estrés en la mente. Así pues, hablaremos del estado en el que pasamos la mayor parte del tiempo: los valores iniciales de referencia.

La respuesta al estrés es bastante directa. Cuando percibimos una amenaza en el entorno, el cuerpo procesa el aviso y envía señales de alerta al cerebro. Pero ¿qué pasa cuando no estamos ante una amenaza evidente, cuando no hay una señal inequívoca? Cuando se respira incertidumbre en el aire, ¿qué hace el cerebro?

Estamos programados para sobrevivir, para buscar el peligro, para estar alerta, porque el mundo —ya sea en las antiguas selvas o en las ciudades modernas— siempre ha estado repleto de incertidumbre y peligro. Cuando estamos en este «modo predeterminado», el cerebro busca señales de seguridad y certeza, y en este proceso se agota la energía de la glucosa en el cerebro.[3] Es como tener constantemente activada la batería en «modo de alto consumo». La incertidumbre actúa en cascada en el cerebro, primero en el córtex anterior y luego en la amígdala (el centro del miedo), lo que a su vez activa las redes de respuesta al estrés. En este modo de alto consumo, el estrés se extiende a niveles bajos por todo el cuerpo sin parar, por si acaso ocurre algo. Pero cuando estamos en un ambiente seguro, y nos sentimos a salvo y podemos relajarnos, podemos cambiar al «modo ahorro de energía». Desgraciadamente, la mayor parte del tiempo, nuestro cerebro, que se esfuerza al máximo y está ávido de certezas, funciona en modo de alto consumo.

¿Cuáles son tus valores de referencia?

Casi todos intentamos hacer frente al estrés relajándonos o evitando pensamientos y sentimientos angustiosos. Sin embargo, no son soluciones sólidas al pernicioso estrés moderno. Sencillamente, no son suficientes. Aun en el caso de que seamos capaces de «relajarnos» hasta bajar a los valores iniciales de referencia, nuestro nivel típico de referencia sigue siendo demasiado alto. Tenemos que conseguir que estos valores sean aún más bajos, de forma que, al volver a ellos, realmente podamos recuperarnos y reponernos.

Normalmente, no estamos en modo «reposo». Y cuando descansamos, no se trata de un descanso profundo. Hay un estado que es mejor que el de nuestra relajación habitual, y más raro: el descanso profundo. Cuando lo conseguimos, es

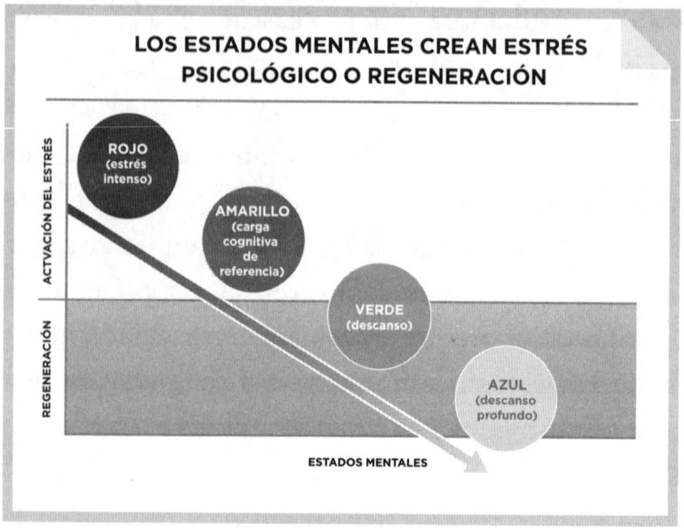

biológicamente reparador. Pero con unos valores iniciales demasiado altos, este estado queda fuera de nuestro alcance.

El sistema nervioso humano abarca un espectro de estados sorprendente, pero, por desgracia, muchas veces se queda «atascado» en un nivel demasiado alto. Nuestro equipo de investigación de la Universidad de California en San Francisco (UCSF), dirigido por la doctora Alexandra Crosswell, trazó el espectro de nuestros «estados mentales», e identificamos que el estado de «descanso profundo» que a muchos nos hace falta es crucial para el bienestar y la resiliencia frente al estrés.[4] Echemos un vistazo, empezando por la parte superior izquierda del gráfico anterior:

Estrés intenso (estado mental rojo): se produce cuando entramos en «alerta roja» debido a un suceso estresante. El cuerpo desata la respuesta de estrés intenso; para algunos, los pensamientos pasan a ser catastróficos. Esta respuesta de estrés intenso «puede» ser beneficiosa para la salud siempre que dure poco. El estado mental rojo significa que priorizamos la creación de energía sobre todo lo demás: liberamos glucosa en abundancia; estamos listos para salir corriendo.

Carga cognitiva (estado mental amarillo): es nuestro nivel de excitación en un día normal. Está por debajo del estrés intenso, lo que nos lleva a pensar que es nuestro estado de reposo de referencia, aunque está muy lejos de ser lo que vendría a ser el «reposo». La «carga cognitiva» (es decir, la cantidad de información que el cerebro trata de retener al mismo tiempo en nuestro limitado banco de memoria) suele ser bastante grande. El problema del estado mental amarillo es que, aunque hayamos terminado el trabajo o no tengamos nada estresante por delante, podemos mantener el estrés activado en el cuerpo; podemos seguir creando estresores mediante pensamientos amenazadores o muy negativos. Y lo que es aún más grave: puede que ni siquiera seamos conscientes de esos pensamientos estresantes. Los investigadores han atribuido este estado de gran agitación a la sensación inconsciente de inseguridad. Suele darse cuando nos sentimos solos, en un estado de inferioridad o discriminados, o si hemos sufrido traumas en la infancia que nos llevan a pensar que estamos en un entorno inseguro,[5] pero cualquiera puede encontrarse en este estado de sobrecarga multisensorial crónica debido al estrés sutil e inconsciente que provoca la incertidumbre. Por otra parte, muchas veces nos exponemos a múltiples fuentes de estimulación, incluidas la información negativa y las exigencias procedentes del mundo digital, y no nos hacemos ningún favor a nosotros mismos con las multitareas a las que nos sometemos. Para la mayoría, los valores de referencia predeterminados (lo estresados que nos sentimos normalmente) corresponden al estado mental amarillo, un nivel de excitación que se halla muy por encima del nivel de relajación.

Descanso (estado mental verde): es un agradable estado de relajación que puede producirse mientras nos dedicamos pasivamente a actividades de ocio o cuando la atención está totalmente absorta en la realización activa de tareas que nos gustan, lo que a veces se denomina «estado de flujo». También describe el momento en que nos limitamos a «ser», sin que se nos pida que hagamos algo. Nos encontramos en un estado receptivo, como cuando observamos la naturaleza, la belleza, el arte o un espectáculo. El común denominador es que nos dedicamos a una única tarea, en vez de estar en modo multitarea, y nos sentimos tranquilos y seguros. Se sabe que este tipo de actividades, entre otras, activan el nervio vago, que baja hacia el cuerpo desde el tronco encefálico. La activación del nervio vago contribuye a crear un estado de relajación en el cuerpo y, con el tiempo, aumenta el tono vagal, lo que nos ayuda a recuperarnos del estrés con mayor rapidez. En la medida en que logremos pasar más tiempo en estado de reposo o descanso profundo, estaremos entrenando al sistema nervioso para poder recuperarnos mejor.

Descanso profundo (estado mental azul): es un estado profundo de regeneración que se cultiva cambiando nuestro entorno de estimulación por un entorno de tranquilidad y seguridad. Por lo general, implica aislamiento físico, así como acotar el foco de atención o bien ampliar el foco de atención para que vague sin rumbo. Los estados mentales azules (cuando el cuerpo se encuentra en su nivel más bajo de excitación psicológica y fisiológica) se desarrollan al realizar actividades profundamente relajantes, como las prácticas de integración cuerpo-mente, o la meditación, y no suelen durar mucho. Durante el estado mental azul es cuando puede tener lugar la verdadera recuperación del cuerpo, como la regeneración celular. La etapa del sueño profundo, la más reparadora para nuestro cuerpo, es también un momento de reposo profundo.

En resumen, vivimos la mayor parte de nuestra vida en los estados mentales rojo y amarillo. Rara vez accedemos al estado mental verde y, mucho menos, al azul. Nuestra misión, como parte de *La receta para la calma*, es acercar nuestros valores iniciales de referencia al verdadero descanso. Para vivir bien con el estrés tenemos que bajar nuestros valores predeterminados.

Cómo desarrollar resiliencia frente al estrés

Ahora sabemos que la biología del estrés y la biología del envejecimiento van de la mano. El cuerpo se desgasta más rápido si vive en un estado de estrés crónico, y la incertidumbre crónica es su forma más ubicua. De ahí el antídoto: tenemos que «desactivar» la respuesta ante la incertidumbre vista como una amenaza. Tenemos que cambiar nuestra actitud para aceptar la incertidumbre como la condición que define nuestras vidas, en vez de luchar contra ella o sentirnos amenazados por ella.

En aquella base militar del Ártico, en Rusia, mi amigo Bryan llegó a un punto que marcó un antes y un después. Se dio cuenta de que la mayor parte de lo que le causaba ansiedad y estrés estaba completamente fuera de su control. No podía elegir si estar allí o no; tenía que quedarse. No podía decidir cuándo se despertaba, cuándo comía ni a qué dedicaría el tiempo. En este tremendo giro que había dado su vida, que se veía sacudida por fuerzas incontrolables, logró cambiar su punto de vista. «Puedo verlo de otra forma». Luchar contra la realidad que estaba viviendo le estaba quitando cualquier oportunidad de sentir alegría. Mientras sus compañeros sentían una ansiedad extrema, él se dio cuenta de que no tener elección era una oportunidad que podía aprovechar, y enseguida notó que el peso que lo aplastaba se volvía más ligero.

Empezó a fijarse en las pequeñas comodidades de la rutina diaria. Las nimiedades cobraron sentido. Se dio cuenta de que estaba conectando con los demás a un nivel más profundo. Cuando tenía un día de permiso y podía ir a algún pueblo cercano, la libertad de elegir lo que quería comer, hablar con otras personas o incluso pagar el boleto del autobús lo llenaba de alegría. Antes había renunciado a mandar cartas a su casa porque le leían todo lo que escribía y muchas veces lo censuraban, pero entonces decidió volver a escribir, esta vez sobre cosas positivas que no le censurarían. E incluso en una situación tan extrema, cuando empezó a buscarlas, se dio cuenta de que había más cosas positivas de las que pensaba. Ahora, Bryan lo recuerda como el periodo de su vida en el que experimentó más felicidad, por la alegría de estar vivo y saber apreciarlo.

Por suerte, no lo enviaron a Afganistán. Cuando terminaron sus dos años de entrenamiento, pudo volver a casa. Pero no ha olvidado la experiencia y la forma en que ese cambio de actitud mental lo ayudó a salir adelante.

Durante el primer año de la pandemia de COVID-19, Yana, la esposa de Bryan, sufría ansiedad y se preocupaba por todo: el asilo de ancianos donde trabajaba Bryan (¿se contagiarían de COVID?); sus seres queridos (¿su hijo abandonaría la universidad?). Su ajetreada mente era experta en detectar posibles catástrofes. En cambio, a Bryan no le costaba afrontar la incertidumbre y la falta de control.

«¿Por qué compras tantas latas de frijoles y papel higiénico?», le preguntaba con una sonrisa incrédula pero cariñosa.

Bryan sabe, en lo más hondo de su ser, que lo que define la vida es la incertidumbre, que hay muchas cosas que no podemos controlar. Pero también sabe que puede superar un reto. Sabe cómo encontrar la alegría y estar tranquilo incluso en un mundo estresante e incierto. Si pudo vivir bien, disfrutar de la vida y encontrar momentos de descanso y calma siendo un joven soldado en el implacable Ártico, podría hacerlo en cualquier parte. Hay cosas que lo estresan, por supuesto, porque ¡no es un robot! Pero no es la incertidumbre sobre el futuro lo que le afecta.

Quienes practican el budismo saben que un principio básico es aceptar la «impermanencia» (todo cambia y nada dura, incluida la propia vida), lo cual les ayuda a aceptar el reto de la incertidumbre. Cuando tuve la oportunidad de entrevistar a su santidad el dalái lama sobre cómo afrontar las crisis, le pregunté cómo podemos sentirnos mejor ante la incertidumbre. Su respuesta fue inmediata.

«En lo que respecta a la incertidumbre, en las creencias budistas, las cosas siempre están cambiando y el futuro es impredecible. Algunos de los problemas a los que nos enfrentamos surgen de forma natural, pero, ahora, muchos de los problemas a los que nos enfrentamos, como el cambio climático, son problemas que hemos creado nosotros.» Y a continuación habló de la necesidad de contar con que habrá incertidumbre y entrenar la mente y el corazón para mantener la calma, la lucidez y la bondad.[6]

Por eso, esta semana, nuestro objetivo principal es esperar lo inesperado. Aprenderemos a combatir el estrés siendo flexibles y abiertos, y centrándonos en el presente.

Esperar lo inesperado es un cambio de actitud mental que hace que nos sintamos bien cuando las cosas van mal o simplemente no son como las habíamos imaginado. Hace que soportemos mejor la ambigüedad y la incertidumbre de la vida. Si esperamos lo inesperado, cuando sucede lo inesperado no tenemos una respuesta de lucha o huida exagerada y prolongada. No se nos acelera el corazón. El cuerpo no se tensa en respuesta a la «amenaza». Los datos demuestran que cuanta más capacidad tengamos para aceptar y convivir con la incertidumbre, menos probabilidades tendremos de desarrollar estrés crónico, ansiedad, depresión o trastorno de estrés postraumático (TEPT) cuando la situación se ponga difícil. Seremos más resilientes ante factores de estrés continuos e impredecibles, como las pandemias o las catástrofes naturales. Nos recuperaremos más rápido de los estresores traumáticos. Y podremos vivir la vida con más plenitud.

Todos tenemos diferentes puntos de partida —desde la genética hasta nuestra historia personal y nuestras circunstancias vitales actuales— que establecen nuestro «perfil de estrés». Nos han moldeado la genética y nuestro pasado. Pero también contamos con la neuroplasticidad, la extraordinaria capacidad del cerebro para formar o reorganizar conexiones neuronales si repetimos nuevos pensamientos o comportamientos una y otra vez. Podemos cambiar nuestras experiencias y moldear las respuestas del cerebro para que sean más flexibles y calmadas. Podemos entrenar la mente y el cuerpo para ser más resilientes ante el estrés, para tener una vida más larga y más sana de la que podamos disfrutar el tiempo que estemos aquí.

CÓMO USAR ESTE LIBRO

En estas páginas encontrarás herramientas fundamentales, ligeras y sencillas a las que podrás recurrir diariamente para esta era de incertidumbre. Hay muchas cosas que no podemos controlar, pero sí podemos controlar en gran medida nuestras reacciones a los imprevistos que nos lanza la vida. Con unos cuantos hábitos nuevos y relativamente sencillos podemos entrenar la mente y el cuerpo para vivir el inevitable estrés de la vida de una forma positiva que, en realidad, es buena para el cuerpo.

A lo largo de este libro aprenderemos a hacer lo siguiente:

- Acoger la incertidumbre.
- Soltar el peso de lo que no podamos controlar.
- Utilizar nuestra respuesta al estrés de forma que nos ayude a superar los retos.
- Entrenar a nuestras células para que puedan «metabolizar» mejor el estrés.

- Sumergirnos en la naturaleza para reajustar el sistema nervioso.
- Practicar la recuperación profunda.
- Llenar nuestras apretadas agendas de momentos de alegría.

Todo esto nos dará los recursos y la resiliencia necesaria para afrontar la incertidumbre de la vida, para cabalgar las olas en lugar de dejarnos arrastrar por ellas.

Cuando los incendios arrasaron California en otoño de 2020, llegaron cerca de donde yo vivo. Recuerdo que preparé una mochila con lo esencial: tenía que ser ligera y portátil, que todo lo que contuviera fuera útil y se pudiera usar de inmediato. Aquello era una mochila de emergencia en toda regla, pero lo que necesitamos ahora es una mochila metafórica, con herramientas reales para manejar la incertidumbre y el estrés a los que nos enfrentamos en la vida. Y eso es lo que será este libro.

Este libro ofrece un plan de siete días para transformar tu relación con el estrés. Cada día está pensado para que consigas una habilidad nueva (una herramienta para tu mochila) que te acompañará conforme vayas avanzando. El plan consta de ejercicios que no requieren ningún equipamiento especial y que te llevarán entre cinco y diez minutos como mucho. ¿Puedes cambiar tus niveles de estrés en un solo día?

Sí.

Un solo día puede marcar una gran diferencia. Es una unidad de tiempo sobre la que tenemos mucho control.

Un día es el espacio en el que enmarcamos nuestra vida. En el que nos preocupamos y nos autocuidamos. En el que establecemos los patrones y las rutinas que determinan nuestro bienestar. Con unos pequeños ajustes puedes crear una diferencia enorme en tu forma de vivir la vida.

Emprende la lectura de este libro, así como cada ejercicio, con un amor total por ti mismo, con un cien por ciento de flexibilidad y perdón. Si no tienes tiempo para leerlo en una semana, no lo hagas. Lo que no queremos es crear aún más estrés. Puedes leer un capítulo al día o a la semana. Puedes hacer descansos y repetir los ejercicios todos los días que quieras antes de seguir adelante. Puedes avanzar al ritmo que tú prefieras. Solo tienes que encontrar la forma de hacerle un hueco entre todas tus ocupaciones para que te aporte alegría, no estrés. Si al final solo incorporas un ejercicio a tu vida con regularidad, habrás marcado una gran diferencia en tu bienestar. Eso ya es un éxito.

Lo que espero que consigas tras pasar este tiempo juntos es una mentalidad ágil y flexible, nuevos conocimientos y percepciones sobre tu sistema nervioso y tus respuestas al estrés, así como herramientas para gestionarlos bien y disfrutar de una vida más larga y sana.

DÍA 1

LAS COSAS SE TORCERÁN... Y NO PASA NADA

El estudio no iba bien.

Llevábamos un año con la pandemia de COVID-19. La situación para todos, en todas partes, era impredecible: ¿habría otro confinamiento? ¿Se propagarían las nuevas variantes? ¿Reabrirían las escuelas, como estaba previsto? En nuestro laboratorio vivíamos con la misma inestabilidad. Los miembros del equipo y los participantes caían enfermos y desaparecían para cumplir la cuarentena. Debido a las interrupciones en la cadena de suministro, de pronto nos faltaban instrumentos esenciales que habían llenado armarios y cajones antes del COVID.

«¿Nos hemos quedado sin puntas de pipeta?», recuerdo que le pregunté con total incredulidad a uno de nuestros ayudantes de laboratorio. Sin este simple trozo de plástico no podíamos realizar algunos de los procedimientos más básicos. Laboratorios de todo el país se quedaron sin pipetas por problemas en la cadena de suministro.

Las investigaciones que estábamos llevando a cabo parecían especialmente urgentes: estábamos estudiando la depresión pandémica y las vacunas para el COVID-19 con una subvención de los Institutos Nacionales de Salud de Estados Unidos (NIH, por sus siglas en inglés). Las vacunas estaban demostrando ser muy eficaces, lo cual era una noticia esperanzadora, sin duda un motivo para el optimismo. Pero ¿y a largo plazo? ¿Cuánto durarían los anticuerpos? ¿Qué factores podrían ayudar o dificultar los procesos del organismo para mantener los anticuerpos contra ese virus? Se sabe que ciertos hábitos personales, como dormir mal, fumar y sufrir un elevado estrés psicológico, merman la respuesta a las vacunas. Y estaba claro que a muchos nos afectaban los factores estresantes de la pandemia, lo que podría traducirse en una cifra menor de anticuerpos. Con la inmunidad colectiva de todo un planeta en entredicho, queríamos saber: ¿podría protegernos del estrés el bienestar psicológico, como sentir alegría y propósito a diario, y llevarnos a una respuesta inmunitaria más fuerte?

En los estudios de este tipo tenemos que conseguir más datos sobre la vida de las personas y cómo piensan, cuánta alegría y angustia experimentan en un día normal. Así que los participantes responden cada día a unos cuestionarios diseñados para que podamos saber lo que les resulta estresante y qué grado de estrés sienten. «¿Qué es lo que más te ha estresado hoy?», «¿Cuánto tiempo te quedaste pensando en ello después?», «¿Fue un problema poco relevante, como el tráfico, o algo sustancial, como un conflicto importante con tu pareja?». Combinadas con los datos fisiológicos, las respuestas a estas preguntas proporcionan un valioso retrato del perfil de estrés de cada persona. Y nos ayudan a comprender cómo influyen las expectativas en el estrés. Esta es una de las preguntas que le hacemos a todo el mundo: «¿En qué medida es predecible tu día?».

Todos queremos previsibilidad. Como humanos, estamos programados para desearla. Ansiamos anticipar lo que nos ocurrirá en cada momento, planificar en torno a hechos estables a lo largo del día y del año. El cuerpo quiere comer cuando se supone que debería comer. Cuando salimos de casa, el cerebro quiere que el camino al trabajo o a la escuela sea el mismo que el día anterior (¡y que no haya tráfico!). Cuando el entorno es predecible, nos sentimos más seguros. Podemos relajarnos, hasta cierto punto, aunque tengamos otras circunstancias estresantes pendientes.

Cada persona tiene su propio valor de referencia inicial, esto es, el nivel de estrés habitual en un día normal. Estos valores son diferentes para cada uno: algunas personas están muy tensas, en alerta, listas para sobresaltarse ante un ruido inesperado, mientras que otras pueden ser como un lago en calma, difícil de perturbar. Independientemente de cuál sea nuestro punto de partida, cuanto más bajo sea nuestro valor de referencia, mejor, ya que así seremos mucho más capaces de tolerar los picos que comportan los acontecimientos estresantes. Pero cuando ese valor inicial ya es alto y las cosas no salen según lo previsto —cuando lo inesperado se abalanza sobre nosotros—, ese valor, que ya era alto, se dispara aún más. Y rápido.

Había puesto en pausa gran parte de mi vida personal y profesional por nuestro estudio sobre el COVID-19. Requería todo mi tiempo y dedicación. En el correo electrónico había puesto un mensaje para advertir sobre mi ausencia que sorprendía a la gente («Lo siento, no estoy disponible») y había dejado de aceptar solicitudes para dar charlas. El codirector de mi estudio, Aric, y yo trabajábamos en este proyecto las veinticuatro horas del día, coordinando a los ayudantes de laboratorio, asegurándonos de que se tomaran todas las precauciones de seguridad y saliera adelante el papeleo, elaborando los protocolos del estudio y afrontando todos los problemas que surgían. Estaba tan dedicada a que el estudio se desarrollara sin problemas y según lo previsto por los NIH, que todo lo que salía mal lo vivía como un ataque. Y las cosas seguían saliendo mal.

Cuando citábamos a un participante para sacarle sangre y medir su respuesta al estrés, necesitábamos un equipo completo y coordinado que incluyera a una enfermera, un técnico de laboratorio y todo un grupo de investigadores. Así que cada vez que alguien cancelaba su cita, suponía un problema enorme. Y casi todos los días lo hacía alguien. Una semana, algunos miembros del equipo no pudieron venir porque los incendios forestales que asolaban la costa oeste los habían obligado a abandonar sus casas. Al cabo de unos días, el humo de los incendios de California tiñó el cielo de San Francisco de un apocalíptico rojo óxido. Los monitores de calidad del aire pasaron al morado oscuro, la peor calificación posible de la escala. Y por si eso fuera poco, llegó una ola de calor. Pero no podíamos abrir las ventanas para evitar el calor porque había mucho humo. Algunos días tuvimos que cerrar el laboratorio y suspender por completo el estudio.

La preocupación por cuál sería la siguiente emergencia, el siguiente incendio forestal, lo siguiente que saliera mal, me tenía muy tensa. Y eso que me dedico a investigar el estrés. Llevo casi treinta años estudiando el estrés y sus repercusiones en la salud y el envejecimiento. Sabía que el estrés por incertidumbre, que era exactamente lo que yo estaba experimentando, es una de las formas más perniciosas de estrés crónico que existen. Como es sutil, silencioso y omnipresente, muchas veces no nos damos cuenta y nos vamos acostumbrando a él a lo largo de meses o años. En tiempos especialmente inciertos, es fácil que nuestros valores de referencia se eleven hacia una mayor excitación por estrés. Si no le prestamos atención, es un tipo de estrés que puede acompañarnos constantemente, incluso mientras descansamos o dormimos.

El precio de estar alerta

Al cerebro humano le encanta la seguridad. Es lo que permite que el sistema nervioso se relaje. Cuando las circunstancias son predecibles y estables, tenemos más capacidad cognitiva para pensar, resolver problemas y ser creativos. Nuestro estado mental no se ve arrebatado por la planificación, las dudas, la preocupación y los desastres que puedan ocurrir. Sin embargo, en los últimos años, la incertidumbre se ha convertido en una de las circunstancias que definen nuestras vidas, y esto le pasa una factura biológica al organismo.

Cuando lo que va a ocurrir es una incógnita, respondemos fisiológicamente de la misma manera en que nuestros ancestros respondían en una vasta llanura: expuestos y vulnerables, nos ponemos en alerta máxima. Físicamente, el cuerpo se prepara para luchar o huir. Se producen cambios sutiles: el ritmo cardiaco aumenta ligeramente, los músculos se tensan (pero no necesariamente de una forma perceptible). Sin que nos demos cuenta, el cuerpo está trabajando más de lo normal en este estado que precede al estrés, a la espera de que suceda ese «algo» tan importante. La mente y el cuerpo han entrado en un estado de alerta y preparación no solo buscando el peligro, sino esperándolo. Estamos inmersos en el estrés invisible de la incertidumbre.

Está claro que, en una situación de supervivencia en la Prehistoria, este tipo de actitud mental sería enormemente ventajosa. El hecho de que nuestra respuesta al estrés tienda a dispararse como reacción a una situación incierta o ambigua le salvó el pellejo al *Homo sapiens* millones de veces y es una de las razones por las que seguimos aquí como especie. Y nuestra respuesta al estrés ante situaciones que se desarrollan rápidamente puede seguir siendo de gran ayuda para poner en marcha todos los mecanismos que sean necesarios: el cortisol que el hipotálamo libera en el torrente sanguíneo aumenta la disponibilidad de glucosa en el organismo. La glucosa es un tipo de azúcar, lo que se traduce en energía. Actualmente sabemos lo que el estrés crónico por anticipación puede hacer en las células. En un estudio innovador, mi colega Martin Picard, de la Universidad de Columbia, comprobó el efecto de la exposición crónica al cortisol en la vida útil de las células. Las células estaban en «alerta roja», anticipando amenazas, todo el tiempo. Y su metabolismo aumentó. En otras palabras, se ponían en «modo de alto consumo». Como resultado, sufrieron un acortamiento drástico de los telómeros, se replicaron menos veces y murieron antes.[1]

Cuando nos enfrentamos a una situación que conlleva incertidumbre a corto plazo (como dar un discurso o hacer una presentación), nos viene muy bien esa inyección de energía mental y física. Pero lo interesante, y problemático, de la incertidumbre es su omnipresencia. No se limita a momentos concretos del día o de la semana, sino que está en todas partes. Me llevaba a pensar: «¿Qué más cosas malas pasarán en el estudio que estoy haciendo?». Pero va mucho más allá: «¿Qué pasará en mi vida? ¿Qué pasará con mi hijo? ¿Qué le pasará al país, a la economía, al planeta?».

Además, la incertidumbre pasa desapercibida. Los estresores evidentes son como banderas rojas ondeando. Podemos verlos, prepararnos para ellos y recuperarnos después (hablaremos sobre esto más adelante). Pero la incertidumbre es imperceptible. Todos dedicamos cierta atención subconsciente a buscar peligros no solo durante las horas de vigilia, sino también mientras dormimos. Estamos en un estado neurobiológico de atención vigilante, y ni siquiera nos damos cuenta. Es el estado mental amarillo.

Lo ideal para la salud es que haya un equilibrio entre la actividad del sistema nervioso simpático (lucha o huida) y la del sistema nervioso parasimpático (descanso y digestión). Pero el estrés por incertidumbre mantiene el sistema nervioso simpático en un estado permanentemente hiperactivo. Nunca tenemos la posibilidad de recuperarnos. Con una mentalidad que no tolera la incertidumbre, nos encontramos en un estado de estrés crónico.

La tolerancia a la incertidumbre es una habilidad que debemos desarrollar

La incertidumbre no solo afecta al estado de ánimo y al nivel de estrés, sino también al proceso de toma de decisiones. En un estudio se pidió a los participantes que jugaran a un sencillo juego de computadora en el que ciertos resultados (como encontrar una serpiente bajo una roca) podían provocar una leve descarga eléctrica en la mano. Pero los investigadores lo modificaron de forma que algunos participantes no recibieran nunca la descarga, otros la recibieran la mitad de las veces y el último grupo la recibiera siempre. De este modo pudo comprobarse que las personas que afrontaban más incertidumbre —las que recibían la descarga la mitad de las veces— experimentaban más estrés psicológico. Su sistema nervioso simpático (lucha o huida) estaba en alerta máxima, el ritmo cardiaco aumentaba y las pupilas se dilataban. No era la descarga en sí lo que aumentaba el estrés, sino la incertidumbre. Y, curiosamente, los que se encontraban en la situación de incertidumbre fueron los que obtuvieron peores resultados en el juego y tardaron más en tomar decisiones.[2]

En nuestro estudio sobre las respuestas al estrés y la vacunación medimos el grado de tolerancia a la incertidumbre de los participantes para ver en qué medida influía en la respuesta al estrés durante la pandemia. Sucedió justo lo que pensábamos: las personas con menor tolerancia tendían a tener niveles mucho más altos de estrés postraumático por la pandemia, con más pensamientos invasivos, evitación y ansiedad a lo largo del tiempo. Otro estudio sobre la pandemia descubrió que las personas con menos tolerancia a la incertidumbre realizaban más compras de acaparamiento, de productos como papel higiénico y alimentos enlatados.[3] También sabemos que cuanto más capaces seamos de tolerar la incertidumbre, menos propensos seremos a sufrir trastornos psicológicos más graves: una mayor tolerancia a la incertidumbre se asocia a índices más bajos de ansiedad y depresión. Las personas con ansiedad se ven especialmente afectadas por la incertidumbre: tienden a sufrir un sesgo cognitivo que les hace ver peligro cuando hay ambigüedad, y a menudo responderán a una situación incierta con una respuesta de amenaza total.[4]

Como en muchos otros casos, la tolerancia a la incertidumbre se sitúa dentro de una escala: algunas personas se desenvuelven razonablemente bien en el «espacio abierto» de la ambigüedad, al contar con un sistema nervioso que sencillamente está mejor calibrado para ese tipo de condiciones, mientras que otras tienen verdaderos problemas y son mucho más reactivas. Un torbellino de factores podría estar determinando tu tolerancia a la incertidumbre, como la genética, la educación, la personalidad y las experiencias vitales. Un estudio realizado con ratones demostró que un conjunto específico de neuronas del sistema límbico genera un comportamiento ansioso en un entorno que se considera incierto.[5] Los ratones se dirigen instintivamente hacia los espacios pequeños y oscuros para protegerse y perciben los espacios abiertos como una amenaza, lo cual es comprensible, ya que, en la naturaleza, la probabilidad de que un depredador los atrape es bastante alta. En el estudio, cuando los ratones estaban en un espacio abierto, se les activaban neuronas específicas del área cerebral de la memoria y la emoción —neuronas que se imponían sobre procesos de pensamiento y resolución de problemas de «orden superior»— y desencadenaban un comportamiento instintivo de evitación, con lo que volvían corriendo a las sombras. Pero cuando el equipo de investigación descubrió cómo desactivar esas «neuronas de la ansiedad», los ratones se relajaron y empezaron a explorar el espacio abierto.

No se trata de que nunca sea necesario aplicar una cautela sana y racional, ya que si desactiváramos todas las neuronas de la ansiedad de los ratones, se convertirían en la cena de los búhos. La cuestión es que podemos trazar una línea directa que va desde la incertidumbre a la ansiedad, a una respuesta de amenaza total y, por último, a la evitación de cualquier cosa incierta o ambigua. Las personas con un alto grado de intolerancia a la incertidumbre sufren mucha más ansiedad y estrés. A un nivel extremo, el perfil clínico muestra que cuando las personas no pueden tolerar ni una diminuta cantidad de riesgo (y suelen ver la ambigüedad como un riesgo), se llega a lo que denominamos «trastorno de ansiedad generalizada», que se caracteriza por tener la atención centrada en la «búsqueda del peligro», preocuparse en exceso y presentar síntomas físicos de ansiedad (preocupación excesiva, evitación de situaciones nuevas, cuerpo en tensión y sobresaltos). Las personas con trastorno de ansiedad generalizada tienden a buscar seguridad constantemente y a evitar las situaciones ambiguas, de tipo «espacio abierto». Pero si evitamos las situaciones con un poco de incertidumbre, nos privamos de muchas experiencias y oportunidades de la vida. Somos los ratones; la vida es el búho.

Mi amiga Cheryl tiene una marcada tendencia vigilante. Estoy bastante segura de que tiene un alto grado de intolerancia a la incertidumbre. Cuando nuestros hijos eran pequeños y paseábamos con ellos por el barrio, a menudo resollaba y gritaba: «¿Dónde está Debbie?». Pero Debbie nunca estaba lejos.

Yo sabía por qué estaba tan alerta y tenía una respuesta de sobresalto tan fuerte: había pasado por experiencias traumáticas y su sistema nervioso estaba muy activo. Ahora, veinte años después de los difíciles acontecimientos que vivió, sigue teniendo un potente «sistema de alerta» en su interior que se activa constantemente, aun cuando no es necesario.

Nuestros hijos ya son mayores, pero seguimos saliendo a pasear juntas a nuestros perros. Cheryl lleva una aplicación en el celular que se llama Citizen, que le envía una notificación cuando hay un incidente en cualquier lugar de la ciudad, a cualquier hora. Escucha el teléfono, lo saca y lee: «A cinco kilómetros, en Sherwood Court, hubo un robo». Nos reímos de su aplicación, pero una vez le pregunté por qué la usaba.

«Sé que es una costumbre tonta y hace que me preocupe —me dijo—, pero me da sensación de control».

La sensación de control puede ayudarnos con el estrés —y hablaremos de ello en el próximo capítulo—, pero estar en alerta constantemente nos mantendrá en un estado mental amarillo de excitación por estrés que no es nada relajante. Lo mejor que podemos hacer es esforzarnos por sentirnos cómodos con la incertidumbre, acostumbrando al sistema nervioso a la realidad de no saberlo todo, y sentirnos bien así. Cuando se nos da bien tolerar la incertidumbre, somos más propensos a confiar en los demás, cooperar y colaborar.[6] Y ya seamos liberales o conservadores, tenemos menos probabilidades de mantener opiniones políticas rígidas y muy polarizadas (¡una fuente importante de estrés!).[7]

Cheryl por fin quitó del celular la aplicación de alerta de delitos y cree que fue un acierto, ya que le ayuda a no estar constantemente pendiente de lo que pasa. Puede que algunos tengamos una respuesta automática más potente al estrés y que no la podamos cambiar de un modo radical, pero lo que sí podemos hacer es cambiar el «siguiente» paso que demos. Así pues, sea cual sea tu nivel de tolerancia a la incertidumbre, debes saber esto: puedes cambiar significativamente la situación. Puedes ser más tolerante a la incertidumbre en tu rutina diaria, en tu vida y en tu futuro.

El efecto de la «violación de expectativas» y cómo superarlo

Vivian y su hija Alicia, que ya es adulta, hablan por teléfono todos los días. Aunque vivan en extremos opuestos del país (Vivian en San Francisco y Alicia en Nueva York), están muy unidas. A Vivian le encanta que ella y su hija hayan conseguido mantenerse en contacto con tanta regularidad, a pesar de estar tan alejadas geográficamente, y tiene una idea real de cómo son los días de Alicia. Pero se da cuenta de una cosa: le da la impresión de que sus conversaciones siempre acaban con Alicia desahogándose sobre lo disgustada que está por algo que no sucedió como ella esperaba ese día. A Vivian le llama la atención que Alicia parezca estar igual de angustiada por todo lo que le cuenta; por ejemplo, los problemas para encontrar estacionamiento cuando sale a dar una vuelta parecen afectarle tanto como que un profesor exprese su preocupación por que su hijo pueda tener TDAH. Alicia suele insistir en lo bien que le habían ido las cosas antes de que algo haya salido mal, y después de hablar sobre cómo se han desbaratado sus planes, suele terminar con una frase: «¡Siempre pasa algo!».

Vivian se siente desconcertada. «Pues claro —replica siempre—. ¿Por qué ibas a esperar que no fuera así?».

Vivian se pregunta: «¿Cómo hemos acabado con mentalidades tan distintas?». Para ella, la vida es así; no hay razón para creer que las cosas vayan a ser fáciles. De pequeña, su familia se mudaba a menudo y ella aprendió rápidamente a adaptarse y a sacar lo mejor de cada nueva situación. Por eso, cuando nació su hija, Vivian quiso que las cosas fueran más estables para ella. Incluso dejó pasar varias oportunidades para no desarraigar a su familia y que Alicia tuviera más estabilidad de la que ella había tenido. Pero ahora se pregunta: «¿Con esto le he dado a Alicia la impresión de que el mundo es algo que se puede controlar y predecir, algo que se puede ajustar a tus planes y expectativas?». Al eliminar algunas de las dificultades a las que ella tuvo que enfrentarse, ¿no ha preparado a su hija para la forma en que se desarrolla la vida real? Vivian se esperaba encontrar desvíos y carreteras cortadas por obras; Alicia esperaba caminos rectos, semáforos en verde y un viaje tranquilo.

Vivian es una amiga mía, no una participante de un estudio. Nunca la he llevado al laboratorio para sacarle sangre, analizar sus células o revisar lo que contestaría a cuestionarios sobre estrés. Pero me pregunto qué resultados obtendría si lo hiciera y los comparara con los de su hija. Es posible que, por más que su edad cronológica se mantenga estable con una diferencia de treinta y dos años, su edad biológica vaya acortando distancias a medida que avancen los años. Vivian, que encaja con flexibilidad las patadas y los golpes que le asesta su cotidianidad, no parece reaccionar al estrés cuando se enfrenta a un desvío inesperado. Alicia tiene una respuesta fisiológica completamente distinta a esa señal de «carretera cortada». Su sistema nervioso simpático entra en acción, listo para luchar contra la amenaza. Y si eso ocurre a menudo (todo el día, todos los días), no es bueno.

Cuando las cosas se complican, tendemos a reaccionar con una respuesta de estrés. En el budismo, esto se conoce como el problema de la segunda flecha: cada vez que ocurre algo malo, es como si nos alcanzaran dos flechas. La primera es lo malo que haya ocurrido; la segunda es nuestra reacción ante ello. En otras palabras, los problemas (la primera flecha) son inevitables, pero el sufrimiento (la segunda flecha) es opcional. Las cosas pasarán. Las primeras flechas nos alcanzan a todos. Pero si «sufrimos por el sufrimiento», nos estamos lanzando una segunda flecha a nosotros mismos y el golpe es doble. Para Alicia, se trata de una «violación de las expectativas». Alicia piensa: «¿Por qué a mí?». Vivian tiene una respuesta distinta: «¿Por qué no a mí?».

Siempre estamos imaginando cómo nos irá o nos debería ir el resto del día, de la semana o de la vida. El cerebro humano tiene una capacidad increíble para visualizar posibles resultados. Lo hacemos sin ningún esfuerzo, y muchas veces sin darnos cuenta. Nos imaginamos el almuerzo: fuera, en el banco del parque, al sol. Nos imaginamos la reunión de la tarde y lo que diremos si nos ponen en un aprieto. Nos imaginamos el futuro: conseguir el trabajo al que aspiramos. Y cuando estas expectativas no se cumplen, es fácil sentir que ha ocurrido algo horrible. Como si fuera injusto. Como si fuéramos víctimas. Pero hay una forma de seguir soñando con el futuro sin tener que vivir de modo crónico en un estado mental rojo.

Aligerar las expectativas

Al comenzar nuestro estudio sobre el COVID-19 tenía unas expectativas bastante sólidas sobre cómo se desarrollaría todo, basándome en cómo habían ido nuestros estudios anteriores. Los armarios estarían llenos de los suministros que necesitábamos. Tendríamos suficiente personal. Los participantes vendrían según lo previsto. No me paré a pensar en que tuviera estas expectativas, pero ahí estaban, y cada vez que se rompían me sentía amenazada. Con cada imprevisto notaba un subidón de adrenalina, se me aceleraba el corazón y no dejaba de darle vueltas a lo mismo: «¿Y ahora qué?».

Fue mi compañero Aric, que dirigía el estudio conmigo, quien me hizo replanteármelo. Después de una semana agotadora, con miles de fallas técnicas y crisis, esta fue la gota que colmó el vaso: una participante perdió su anillo sensor... porque su casa se había incendiado. De pronto empecé a dudar de todos nuestros esfuerzos en esta investigación. Pensé: «Esta participante acaba de pasar por una de las situaciones más traumáticas que existen, y no será la única. ¡No deberíamos haber comenzado este estudio! Deberíamos estar todos en los refugios de evacuación ayudando». Pensé en tirar la toalla y devolver el dinero de la subvención. Pero, sin perder la calma, Aric señaló que la tendencia a lo largo del estudio había sido que las cosas no salieran según lo previsto. ¿Por qué íbamos a esperar de pronto que todo fuera distinto?

¡Y era verdad! Dadas las interrupciones en la cadena de suministros motivadas por la pandemia, las cancelaciones de citas de colaboradores y participantes a causa de la enfermedad y el cierre de las guarderías y los incendios que provocaban continuos cortes de carreteras y evacuaciones, solo cabía esperar más de lo mismo. Desde entonces, durante el resto del estudio me levantaba cada mañana con una actitud abierta a lo que fuera a ocurrir ese día, aunque fuera otra crisis. Cuando algo no salía según nuestros planes, nos encogíamos de hombros. «Era de esperar», decíamos. Habíamos llegado a un punto en el que esperábamos que algo se torciera, de modo que cuando ocurría, encajábamos bien los golpes. Y cuando las cosas nos sorprendían y salían bien, nos sentíamos agradecidos. En resumen, había aceptado la incertidumbre absoluta de cada día, por lo que dejó de representar una amenaza para mí.

Así que hoy, cuando empieces a cambiar tu respuesta al estrés, lo primero que quiero que hagas es que te des cuenta de que algunas cosas se torcerán esta semana, y no pasa nada. Cuando digo que las cosas se pueden «torcer», no me refiero necesariamente a que salgan «mal», sino más bien a que puede que no estén a la altura de tus expectativas. Las grandes expectativas pueden perjudicarnos, tanto si son positivas (algo que esperamos con ilusión) como negativas (algo que tememos). Lo mejor es aligerar las expectativas todo lo que podamos.

Una mentalidad centrada en el presente es una mentalidad ágil y flexible

Mi profesora de yoga dice: «Las expectativas anulan la posibilidad de estar en el presente». Al estar proyectando hacia el futuro, ya no estás aquí, en el ahora. Y «aquí» es el único lugar donde realmente puedes experimentar la certeza.

No voy a pedirte que nunca tengas expectativas acerca de lo que pueda pasar un día o en tu vida. El cerebro es una máquina de predecir; lo hacemos constantemente, de forma automática. No es realista intentar renunciar por completo a las expectativas. Necesitamos imaginar y soñar. Pero las expectativas se convierten en un problema cuando nos apegamos demasiado a ellas. La solución no es dejar de tener expectativas, sino darnos cuenta de cuándo tenemos grandes expectativas, acogerlas con una sonrisa y recordar que no debemos apegarnos, que tenemos que estar dispuestos a dejar que se disuelvan.

Como investigadores del estrés, cuando analizamos las clases para evaluar cuáles pueden ayudar a gestionar mejor el estrés, valoramos cuánto han mejorado el bienestar de los participantes y cuánto duran esas mejorías. Sabemos que algunas técnicas (ciertos tipos de respiración o el entrenamiento interválico de alta intensidad) son eficaces, pero los beneficios se desvanecen si no se sigue practicando esa técnica específica. En cambio, las prácticas de meditación o mindfulness (atención plena) que cultivan una mentalidad centrada en el presente tienen efectos más duraderos... aunque no se practiquen todos los días.

Mis compañeros y yo realizamos un estudio en el que incluimos a mujeres que no habían meditado nunca y las dividimos en dos grupos. A las participantes del grupo de control se les mandó de vacaciones a un complejo turístico de lujo en el que podían nadar, dar paseos y relajarse. Las del otro grupo estuvieron en el mismo complejo turístico, pero durante ocho horas al día tenían prácticas de meditación con mantras, yoga y ejercicios de autorreflexión. Lo que queríamos saber era si un descanso largo y relajante mitiga el estrés tanto como las prácticas contemplativas o si realmente la meditación aporta algo más.

Al final de la semana, a todas les habían beneficiado las vacaciones y se sentían genial. Comentaron que se sentían con mucha más vitalidad, y con mucho menos estrés y depresión. (No es de extrañar que un precioso complejo turístico le siente muy bien al sistema nervioso humano, tanto si se medita como si no). Pero cuando hicimos un seguimiento un año después, los grupos habían divergido en cuanto al bienestar. El grupo de control había recuperado los niveles de estrés y depresión previos a las vacaciones, como si estas no hubieran existido. Por el contrario, el grupo de meditación había mantenido bajos sus niveles de estrés y depresión al cabo de un año. Aunque algunas participantes habían seguido practicando, esto no explica los resultados positivos de todo el grupo. Creemos que hasta unas breves prácticas de meditación pueden dejarnos con un filtro mental distinto, una nueva consciencia de cómo funciona nuestra mente y la capacidad de reconocer que nuestros pensamientos son meros pensamientos (observaciones fugaces, en lugar de acontecimientos reales o afirmaciones verdaderas), lo que los despoja de su poder para desencadenar una respuesta de estrés innecesaria. Esta capacidad de observar nuestra mente se denomina «metacognición».

La meditación forma parte de mi propio plan de control del estrés desde hace mucho. No siempre encuentro tiempo para la meditación diaria, pero por lo menos una vez al año intento ir a un retiro en el que pueda practicar el estar presente y la profundización corporal, y noto los efectos residuales de estos retiros hasta mucho tiempo después. Sin embargo, me doy cuenta de que la transición del estado de reposo profundo que genera el retiro al estado de mi vida diaria, acelerada y llena de estrés, puede ser brusca y chirriante. Una vez, nada más salir del retiro, me metí en el coche, me puse el cinturón y, al girar la llave, noté que mi mente arrancaba junto con el coche. Unos momentos antes me había sentido tranquila y centrada, pero de pronto me sentía inmersa en una planificación anticipatoria a toda velocidad, proyectando lo que sería el resto del día, pensando en lo próximo que tendría que hacer y en lo siguiente después de eso. Ya tenía cinco cosas en mi lista de tareas pendientes, y la consabida carrera a contrarreloj ya había comenzado. Mi cuerpo se estaba poniendo tenso: «¿Y ahora qué?».

Apagué el motor y llamé a la profesora de meditación con la que acababa de pasar el fin de semana.

—¡Acabo de perder todo lo que hemos estado practicando esta semana! —exclamé—. Es como si un interruptor se hubiera activado en mi cerebro en cuanto me fui. He vuelto a esas tendencias de tipo A.

—Okey —dijo—. Para un momento. Fíjate en tu cuerpo. ¿Estás inclinada hacia delante?

Sí, lo estaba.

—Eso es lo que hacemos con la mente cuando nos dejamos llevar por el torbellino de la planificación —continuó—. Así que ahora quiero que te reclines físicamente. Y mentalmente. Deja que la experiencia te alcance. Deja que el tiempo se despliegue momento a momento, que te encuentre dondequiera que esté tu cuerpo. Nuestros cuerpos no pueden viajar en el tiempo. Usa tu cuerpo para enraizarte en el aquí y ahora.

Me eché hacia atrás y respiré más despacio. Me encantó darme cuenta de que me ayudaba.

Nos pasamos mucho tiempo proyectando, intentando planificar, tratando de despejar la incertidumbre. Es cierto que tenemos que planificar la logística de nuestros días, pero es muy fácil pasar de la planificación productiva a no dejar de darle vueltas, y esto nos agota, mina nuestro estado de ánimo y hace que el cuerpo entre en un estado de alerta. Lo que aprendí aquel día es que la postura corporal es un gran antídoto. Si nos inclinamos hacia delante, le estamos diciendo a la mente que elija el futuro en lugar del presente; podemos perder radicalmente la conexión con el cuerpo y dejar de sentir dónde estamos. Al inclinarnos hacia atrás, le devolvemos la mente al cuerpo; y ahora, anclados en el presente, podemos experimentar la certeza de «este» momento.

Tal vez te preguntes: «Entonces, ¿cómo podemos estar preparados para posibles problemas? ¿No es mejor tener un plan de respuesta?». Pues bien, aunque pasara algo negativo tal y como predecías, es muy fácil que tu respuesta empeore si te pasaste todo el día anticipándolo. Un estudio comprobó que cuando los participantes anticipaban los factores de estrés que estaban por llegar, se disparaban las emociones negativas, como si fuera real; y hasta ahí, sin sorpresas. Pero luego, si el evento ocurría de verdad, no eran más resilientes ante él de lo que lo habrían sido sin todos esos ejercicios mentales: la intensidad de su respuesta al estrés era igual que la que tenían ante hechos que no habían anticipado.[8] En otras palabras, la preocupación no les había ayudado en nada. En uno de nuestros estudios descubrimos que las personas que estaban sometidas a estrés crónico anticipaban y reaccionaban ante una tarea inminente incluso antes de empezarla, y cuanto antes se disparaba el cortisol, mayores eran sus niveles de estrés oxidativo durante la hora siguiente.[9]

Anticiparse a los problemas no ayuda. Acelera nuestra respuesta al estrés y aumenta la probabilidad de que vivamos una experiencia negativa durante el desafío para el que intentábamos prepararnos. Así pues, en lugar de aferrarte a las expectativas sobre cómo serán las cosas, intenta practicar la mentalidad del «no lo sé», un estado abierto de curiosidad, humildad y neutralidad. Cuando aceptas el «no lo sé», dejas de aferrarte a un resultado, abandonas la narrativa de resultados catastróficos y te abres al abanico de posibles resultados. Cuando respondes a alguien con un «no lo sé» (genuino, no sarcástico), lo más probable es que recibas una sonrisa de sorpresa. Para mí, el «no lo sé» fue una especie de armadura durante el estudio de 2020. Ahora siento que estoy más preparada para la próxima pandemia o lo que quiera que llegue.

Hoy vas a preguntarte: «¿Me siento inseguro en este momento?», «¿Tengo unas expectativas rígidas sobre el futuro?». Y luego vas a aligerar esas expectativas. Te vas a recordar a ti mismo: «Hoy es un campo abierto de posibilidades».

Hoy, antes de cada ejercicio, verás la imagen de una ola como la que aparece a continuación. Es un recordatorio para que te reclines hacia atrás, respires lenta y profundamente y des la bienvenida a una nueva experiencia.

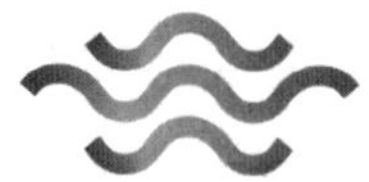

EJERCICIO DE HOY

DETECTA Y LIBERA

HABILIDAD PARA LLEVAR EN TU MOCHILA: ACEPTA LA INCERTIDUMBRE Y LA APERTURA

Hoy practicamos la relajación en momentos de incertidumbre, en lugar de tensarnos frente a ellos. La incertidumbre suele generar estrés físico, que es cuando convertimos el estrés y las emociones negativas en sentimientos, sensaciones y tensión en el cuerpo. Pero las sensaciones físicas también pueden dar forma a las emociones: si eliminamos la tensión del cuerpo, podemos cambiar nuestro estado emocional.

Para empezar, busca un lugar donde sentarte, si todavía no estás sentado. Lo ideal es que sea un lugar tranquilo y cómodo, pero puedes hacerlo en cualquier sitio, incluso en el metro o el autobús, o en tu mesa de trabajo. (Si puedes, ponte audífonos para eliminar las distracciones o escucha música relajante). A continuación, sigue estos pasos:

- **Sintoniza con tu cuerpo.** Cierra los ojos. Conecta contigo mismo: respira tres veces lentamente, hasta inflar el abdomen. Fíjate brevemente en las sensaciones físicas que experimentas en este momento: la sensación de la silla en la que estás sentado, la temperatura de la habitación.
- **Busca signos de estrés físico.** Durante unos sesenta segundos, repasa tu cuerpo como si lo estuvieras escaneando lentamente con la luz de tu atención, empezando por la parte supe-

rior de la cabeza y bajando gradualmente hasta los dedos de los pies. El estrés vive en el cuerpo, pero cada uno lo lleva en lugares distintos. ¿Notas dónde retienes la tensión: en el cuello, en los hombros, en la parte baja de la espalda? Libérala. Si estás apretando las manos, ábrelas. Si tienes los hombros tensos, échalos hacia atrás. Recupera los puntos que notes tensos o pesados: ahí es donde retienes la incertidumbre.

- **Ahora, pregúntate:**
  - ¿Qué te ronda por la cabeza ahora mismo cuando piensas en el día que tienes por delante, en la semana o en el futuro en general?
  - ¿Sobre qué sientes más inseguridad?
  - ¿Qué expectativas tienes sobre cómo irán las cosas?
- **Deshazte de las expectativas.** Presta atención a cómo crees que deberían ir las cosas y considéralo como lo que es: una posibilidad, en vez de algo seguro. Borra mentalmente el pizarrón de expectativas del día o de la semana que tienes por delante. Recuérdate a ti mismo que puede pasar cualquier cosa, incluso cosas positivas que no te esperabas. Da la bienvenida a la incertidumbre. Ahora que la nombraste, sonríele; dale ánimos. Es lo desconocido, lo impredecible, el misterio que se desvelará con el tiempo.
- **Y, por último, recuéstate.** Échate hacia atrás en la silla. Cuando estás más reclinado en tu asiento, estás más receptivo, relajado y abierto a lo que está por llegar. Recuéstate cómodamente y adapta tu postura mental a la comodidad de la postura del cuerpo. Deja que la sensación crezca y te embar-

gue, saboreando la certidumbre de este momento. En este momento, estás a salvo. Puedes relajarte.

EJERCICIO EXTRA

El estrés por incertidumbre tiende a aparecer sigilosamente. Para dar un paso más en tu bienestar, trata de detectar el estrés por incertidumbre a medida que se instala en tu cuerpo durante el día.

- **Elige tres momentos que vayas a dedicar hoy a detectar el estrés físico por incertidumbre.** Pon la alarma del celular para que suene en esos momentos. Que sea un sonido bonito de un timbre o una campana.
- **Cuando suene la alarma:** deja lo que estés haciendo y sonríe, ¡es hora de comprobar cómo va tu cuerpo! Busca un lugar para sentarte y repite el ejercicio anterior: ¿qué te produce incertidumbre en este momento? Examina cuidadosamente todo tu cuerpo para encontrar estrés y tensión, y deshazte de ellos.
- **Si hoy sientes tensión en algún momento:** podría ser un estrés inconsciente que tú puedes hacer consciente, nombrándolo, y deshacerte de él. Cierra los ojos, reclínate y concéntrate en la respiración. Acoge la cálida sensación que produce el estar abierto y receptivo a este preciso momento. Recuerda que la incertidumbre sobre el futuro (incluso dentro de cinco minutos) es un hecho. Puedes centrarte en el momento presente siempre que quieras y experimentar la certeza y el alivio de este momento, de ahora mismo.

SOLUCIÓN DE PROBLEMAS

A veces estamos preocupados por algo y no podemos dejar de estarlo. Renunciar a la sensación de control es difícil, así que, ante todo, no seas duro contigo mismo. Algunas personas, sobre todo si han sufrido traumas durante la infancia, han desarrollado unos hábitos mentales muy fuertes que hacen que no les sea fácil sentirse seguras o experimentar lo que significa «liberarse». Si ves que no puedes dejar de darle vueltas a algo una y otra vez, aquí tienes algunos remedios que puedes intentar:

1. Haz una valoración realista de la probabilidad de riesgo.

Si estás preocupado por algo que pueda pasar, párate a pensar: «¿Qué es lo peor que podría pasar? ¿Qué probabilidades hay de que eso ocurra realmente?». En la vida, todo conlleva un riesgo, pero suele ser un riesgo extremadamente bajo. Céntrate en lo probable, no en lo posible.

Para quienes sufren ansiedad grave (lo que se conoce como «trastorno de ansiedad generalizada»), la preocupación crónica puede ser debilitante. Pero las estrategias de la terapia cognitivo-conductual pueden ayudar a reducir la preocupación, con lo cual uno se siente más libre y capaz de implicarse más en la vida. Trata de realizar pequeños experimentos sobre la incertidumbre: piensa en un problema (por ejemplo, querer ser sociable pero sentir ansiedad por ir a una fiesta) y haz una predicción («Cuando vaya a la fiesta, no tendré a nadie con quien hablar; me sentaré solo»). ¿Podrías superar esa experiencia? Lo más probable es que sí. Haz el experimento y anota lo que ocurre. Así, habrás ejercitado tu músculo de la incertidumbre. Ahora, repítelo para fortalecerlo. De este modo obtendrás datos más precisos sobre la frecuencia con la que se produce el resultado más temido. (¡Mucho menos de lo que crees!)

2. Haz un plan... y luego páusalo.

A veces, la necesidad de planificar es una señal de que necesitas hacer un poco de preparación mental para sentirte preparado y relajado después. Así que adelante, hazlo. Pero luego detente: ¡no sigas planificando dándole vueltas! Cuando te encuentres en la situación estresante, tienes que ser capaz de estar en ese momento, de ver la situación tal y como es en realidad (no como te la imaginaste), para poder ser efectivo. Una mentalidad centrada en el presente es una mentalidad ágil y resiliente: planifica una situación de un modo concreto, pero luego pausa la lista. Así podrás estar en el presente.

Personalmente, al estar recuperándome de una fuerte necesidad de control, desarrollé la costumbre de hacer una lista de tareas pendientes y dejarla a un lado como parte de mi ritual nocturno de relajación. Así no paso el tiempo de sueño recitando mi lista o añadiéndole cosas, intentando controlar el futuro.

3. Si son las noticias del mundo las que se entrometen...

No eres una isla ni estás en una burbuja. El mundo se ha convertido en un lugar muy inseguro y lo que ocurre en él nos afecta. Hoy en día, todos vemos muchas noticias. Durante las últimas elecciones, yo quería saber lo que pasaba a cada minuto. No paraba de consultar las páginas de noticias. Me sentía agotada, pero dormía fatal. ¡A veces miraba las noticias en plena noche!

El exceso de noticias —sobre todo durante las catástrofes— es, en realidad, una importante autopista hacia los síntomas del estrés postraumático.[10]

Se trata de un fenómeno bien documentado: cuando vemos noticias durante las crisis, nos sentimos peor, no mejor. Un estudio realizado tras el 11 de septiembre de 2001 descubrió que las personas que habían visto más noticias, sobre todo imágenes, desarrollaron más síntomas de ansiedad y problemas de salud hasta tres años después.[11] En un mundo interconectado, la mayoría tenemos acceso a las noticias a todas horas. ¡Pero lo que dice la ciencia es que no deberíamos hacerlo! Estar buscando noticias constantemente no es una buena forma de afrontar la inseguridad del mundo.

Pregúntate: «¿Me ayuda buscar noticias ahora o puede esperar?». Las noticias nunca paran. Siempre hay algo que se puede seguir buscando. La verdad es que rara vez necesitamos noticias en tiempo real. Cuando sientas ansias por buscar algo, piensa: «Más tarde. Las noticias seguirán ahí más tarde».

DÍA 2

CONTROLA LO QUE PUEDAS... Y DEJA LO DEMÁS

Jane acababa de cumplir cuarenta y cinco años. Era organizadora de eventos, pero todo cambió a raíz de un episodio de depresión, algo con lo que había luchado desde que era adolescente. Por lo general, sabía cómo controlarla: terapia y medicamentos. Pero esta vez no actuó lo suficientemente rápido. Antes de darse cuenta de que necesitaba ayuda, ya estaba inmersa en un torbellino. Para entonces ya había perdido su trabajo en un restaurante de lujo y, con él, sus ingresos fijos. La ciudad en la que vivía era cara, lo que la obligaba a vivir al día, y no tenía ahorros.

Se mudó a casa de su madre, que vivía a una hora de la ciudad y tenía una habitación libre. Sería algo temporal hasta que se recuperara. Encontró un nuevo trabajo como organizadora de eventos, pero era a tiempo parcial en un servicio de catering para empresas y le parecía que era como dar un paso atrás. Mientras tanto, los gastos se acumulaban y el estrés por no poder ahorrar era constante. ¿Cómo iba a encontrar una casa para ella?

Y entonces ocurrió lo impensable: su madre tuvo un ictus.

En el hospital, los resultados de la resonancia magnética no eran alentadores. Con fisioterapia, dijeron los médicos, la madre de Jane podría recuperar parte de su autonomía, pero muchas de sus limitaciones serían permanentes. La madre de Jane, en plenas facultades y relativamente joven, había quedado incapacitada en un abrir y cerrar de ojos.

Dos meses más tarde, la madre de Jane se ha recuperado bastante; de hecho, más de lo que pensaban los médicos. Con la ayuda de una andadera, puede moverse. Habla bastante bien. Ha recuperado su sentido del humor y hace la mayoría de las cosas que le gustaba hacer antes del ictus. Pero tiene una debilidad en la pierna y la mano del lado derecho. No puede cocinar y a Jane le preocupa que se caiga mientras ella está trabajando. Pero su madre no quiere recibir ayuda externa y Jane ya no cree que pueda mudarse, o por lo menos no podrá hacerlo a menos que su madre mejore, y los médicos no les han aclarado qué probabilidades hay de que eso ocurra, si es que las hay. Por otra parte, en el trabajo, Jane empieza a sentir pánico por cosas que antes no le preocupaban: le faltan cubiertos justo antes de un evento; hay un error de facturación. A veces le da la impresión de que se pasa todo el día con el corazón en un puño. Todo parece estar completamente fuera de control.

La sensación de control es uno de los factores que más influyen en el nivel de estrés. Nos encanta el control. Como aprendimos en el capítulo anterior, el cerebro humano desea que las cosas sean predecibles. Queremos conocer nuestro futuro. Y no solo conocerlo, sino tener el poder de determinar cómo se desarrollará en la mayor medida posible. Sentir que «controlamos» puede reducir el estrés, especialmente el estrés tóxico crónico: siguen ocurriendo cosas estresantes, claro, pero cuando tienes la sensación de que puedes con tu día, estás más preparado para afrontar un pico de estrés y recuperarte, volviendo rápidamente a tus niveles de referencia, lo que beneficia al cuerpo y a la mente. Pero una persona que siente que no tiene ningún poder sobre la forma en que se desarrollan sus días, su trabajo o los sucesos importantes de su vida puede experimentar lo contrario ante el mismo tipo de factores estresantes: la respuesta a un estrés «amenazador», que alcanza su punto máximo pero nunca se resuelve; un estado constante y crónico de estrés nacido de la incertidumbre y la impotencia.

Percibir firmemente que se tiene control en la vida se asocia a la felicidad, la salud y la riqueza.[1] Sentir que controlamos nuestra vida nos ayuda a regular las emociones y a ser más resilientes. Por ejemplo, cuando sentimos que tenemos más control, también tenemos una reacción emocional menor ante situaciones estresantes que puedan presentarse en el trabajo, en casa o en nuestras relaciones cercanas.[2] Después de un acontecimiento estresante, las personas con un gran sentido de control percibido no solo se sienten menos ansiosas, sino que también presentan menos síntomas físicos, como dolores de cabeza o de estómago. Cuanto mayor sea el control percibido, con mayor frecuencia e intensidad sentirán emociones positivas y con menor frecuencia e intensidad sentirán emociones negativas. La sensación de control aumenta la estabilidad emocional. Y una buena noticia para los jubilados: debido a la sensación de control, las personas mayores están particularmente protegidas de los efectos negativos del estrés, incluso durante el COVID-19.[3]

Pero el control es un arma de doble filo, porque sentir que tenemos control sobre las cosas puede darnos una sensación de poder, en lugar de una sensación de impotencia, lo que reduce el miedo, la ansiedad y el estrés. Pero cuando intentamos controlar lo incontrolable, ocurre lo contrario.

El control: un arma de doble filo

Para afrontar el estrés tenemos que ser capaces de sentir una verdadera sensación de control cuando se pueda, pero también saber qué es lo que no está en nuestras manos cambiar. Una respuesta natural a la incertidumbre de la vida es intentar ejercer más control para que nuestro mundo sea más predecible y, por tanto, «más seguro». Cuando notamos que las cosas se nos escapan de las manos, instintivamente tratamos de aferrarlas con más fuerza. Pero tratar de imponer nuestra voluntad sobre situaciones que se nos escapan solo hace que el estrés se vuelva constante y, por tanto, tóxico.

Un interesante estudio sobre los babuinos lo ilustra a la perfección, además de ofrecernos toda una serie de lecciones a los humanos, que somos en gran medida babuinos con ropa. Ambos somos criaturas muy sociales, y los niveles sociales afectan a nuestra salud. Los babuinos son primates jerárquicos, es decir, los machos dominantes lo controlan todo, desde las interacciones entre subordinados hasta los recursos generales. Su estatus y la capacidad de controlar su entorno beneficia a los babuinos dominantes (machos y hembras); en general, suelen tener mejor salud y menos enfermedades cardiovasculares.[4]

Sin embargo, cuando la jerarquía se vuelve inestable para los machos, las cosas cambian. Las jerarquías sociales de los babuinos pueden verse alteradas por la muerte, las condiciones meteorológicas extremas u otros cambios ambientales, y los conflictos con otros grupos o en el seno del grupo. Cuando los que han sido machos alfa dejan el ambiente estable y predecible en el que han vivido (por ejemplo, cuando se les traslada a un nuevo recinto con otros grupos sociales y necesitan reafirmarse), su ventaja fisiológica se evapora junto con su posición de poder. Desarrollan más enfermedades cardiovasculares que los subordinados. Pero el problema no es solo que ya no tengan el control que tenían antes, sino que siguen intentando controlar. Están programados para hacerlo, pero es como si se lanzaran de cabeza contra una pared. Y pagan el precio: más hormonas del estrés y más enfermedades.[5]

El control es estupendo cuando lo tienes, pero si te esfuerzas por tenerlo y no puedes conseguirlo, sufres. El control es un arma de doble filo: puede funcionar como táctica cuando existe un entorno estable y predecible, pero no funciona si no se da esa condición. Y, como comentamos en el capítulo anterior, lo «predecible» puede desaparecer en cualquier momento. Tenemos un entorno predecible hasta que, de pronto, por una serie de razones, dejamos de tenerlo.

Una de las mayores alteraciones imprevisibles que podemos experimentar en nuestra vida moderna es la enfermedad. Si alguna vez has tenido que cuidar a un ser querido con una enfermedad grave, lo más seguro es que te hayas sentido impotente por su estado. A lo largo de mi carrera he dedicado mucho tiempo a estudiar a los cuidadores. En mis estudios sobre el estrés me interesa especialmente comprender la experiencia de los cuidadores, porque hay muchos factores de su vida que no pueden controlar. En nuestros estudios sobre los efectos del estrés en la salud incluimos a cuidadores familiares (frente a cuidadores remunerados), porque este tipo de estrés incontrolable e incesante se acumula a lo largo de los años y puede empezar a afectar a la salud. Mi colega Janice Kiecolt-Glaser y su difunto marido, Ron Glaser, llevaron a cabo estudios clásicos en este sentido y demostraron, por ejemplo, que hay heridas que en los cuidadores se curan más lentamente y tardan nueve días más en cicatrizar por completo.[6]

Después de estudiar a los cuidadores durante muchos años, y de ser cuidadora, sé que el tema del control es muy importante. Los cuidadores de familiares con enfermedades mentales tienen ante sí un camino especialmente difícil. Experimentan situaciones que ponen en alerta a la amígdala, la parte del cerebro relacionada con las emociones, como sentirse abrumados, agobiados y atrapados. Su situación económica se ve afectada por los costos de la atención y la pérdida de productividad e ingresos. Tienen tasas más elevadas de depresión, ansiedad y necesidad de atención sanitaria.[7] Además, para sobrevivir necesitan centrarse en lo poco que pueden controlar para maximizar la resiliencia ante el estrés.

Para los cuidadores, la pregunta «¿qué puedo controlar?» es especialmente importante. Queremos defender a nuestro ser querido, darle todo el apoyo y lo que necesite para que esté bien. Pero al mismo tiempo no podemos cambiar su estado de salud ni sus trastornos genéticos. Y tampoco podemos predecir su trayectoria. Con el diagnóstico, gran parte del futuro (tanto el suyo como el nuestro) se vuelve incierto. El reto de los cuidadores que se encuentran en esta situación es aprender a dar todo su apoyo a sus seres queridos sin intentar controlar, es decir, averiguar dónde pueden volcar todo su amor y energía para investigar y hacer cosas útiles sin perder el tiempo o intentar mover una montaña que nunca se moverá.

Se trata de un proceso de ajuste mental constante, y no es exclusivo de la función del cuidador o de la crianza de los hijos. Lo mismo ocurre cuando nos preocupamos por alguien que tiene una adicción, algo que tampoco podemos controlar, o cuando nos implicamos mucho en actividades al servicio de los demás o para cambiar una situación, como ocurre en profesiones relacionadas con el activismo, la medicina y los servicios sociales. En cualquier situación en la que nos preocupe mucho el resultado es fácil verse inmerso en una larga batalla contra lo incontrolable. Y muchas veces será una lucha que no podemos ganar: no podremos conseguir el control que buscamos, y la salud se resentirá.

En este tipo de situaciones de la vida tenemos que aprender a separar las circunstancias en dos grupos: lo que podemos controlar y lo que no. Durante mucho tiempo tuve una cita del dalái lama pegada a la puerta del refrigerador:

> Si un problema tiene solución, si una situación es tal que puedes hacer algo al respecto, entonces no debes preocuparte. Si no tiene solución, no sirve de nada preocuparse.

Hoy hablaremos de esto: controla lo que puedas y deja de lado lo demás.

Algo que puede ayudarte de inmediato es ser más consciente de adónde va tu energía mental. Tienes una capacidad limitada; la atención es un recurso valioso y limitado. Fíjate en si pasas mucho tiempo anticipando algo que aún no ha sucedido o dándole vueltas a algo que ya sucedió. Cuando algo absorba tu capacidad mental, pregúntate: «¿Es algo que está bajo mi control?».

¿Te acuerdas de mi amigo Bryan, al que conocimos al principio de este libro? Su momento de revelación —cuando se dio cuenta de que estaba luchando contra lo incontrolable— fue crucial para él. Aceptó lo que no podía controlar y se centró en lo poco que sí podía controlar, lo que le llevó a experimentar una inmensa sensación de libertad. Esta revelación se transformó en una forma de resiliencia que mejoró su bienestar y su capacidad de sentir alegría. Al centrar la atención en las pequeñas cosas cotidianas que podía controlar, sintió que el mundo sensorial se había abierto ante él y podía experimentar la riqueza de la vida de una forma nueva. Se sintió plenamente vivo y lo apreció. Conectó con la gente a un nivel más profundo y sintió que era capaz de percibir las emociones ajenas con más claridad. Esta sensación de felicidad duró varios meses y no la ha olvidado. Parece paradójico que aquella fuera una de las épocas de su vida en las que sintió menos estrés. A raíz de su experiencia podemos aprender una lección: si nos centráramos en las cosas que podemos controlar y aceptáramos todo lo demás, ¿cómo serían nuestros días?

Haz una lista

Muchas veces lo que nos crea ansiedad es algo sobre lo que tenemos muy poco o ningún control. El diagnóstico de un hijo o su comportamiento. La opinión o el trato de otra persona. Un problema con el que está luchando un ser querido. El resultado de las elecciones. Los estragos en la naturaleza: incendios, inundaciones, condiciones meteorológicas extremas o pandemias. Gastamos mucha energía en situaciones que no podemos cambiar. En un intento de controlar lo incontrolable, nuestros cuerpos reaccionan activando una respuesta de estrés que no nos lleva a ninguna parte, pero que mantiene el nivel de estrés por encima de nuestros valores de referencia.

Por eso, hoy clasificaremos tus principales factores de estrés en dos categorías:

1. Lo que puedo cambiar.
2. Lo que no puedo cambiar.

En el capítulo anterior hablábamos de la vaguedad del estrés por incertidumbre: se vuelve tan omnipresente que ya no nos damos cuenta de que está minando nuestros recursos tanto físicos como cognitivos. Trabajamos la técnica de detectar y liberar: detectar los momentos de estrés, atraparlos y soltarlos. Ahora basémonos en esto. Echemos un buen vistazo a los factores estresantes de tu vida.

Los factores que causan estrés son distintos para cada persona. Todos percibimos el mundo a través de una lente única que viene determinada por nuestras experiencias pasadas, la genética y otros elementos. A una persona le puede estresar el tiempo que pasa yendo al trabajo, mientras que a otra le puede encantar ese tiempo del que puede disfrutar a solas. **Tómate un momento para seguir las instrucciones de la «lista del estrés» que encontrarás en el recuadro de abajo.**

LISTA DEL ESTRÉS

Toma un lápiz y papel (o mejor aún, un cuaderno o una computadora para llevar la cuenta) y escribe todo lo que se te ocurra ahora mismo que te haga sentir presión, estrés, enojo o incertidumbre. Piensa en tu rutina diaria, tus relaciones y tu trabajo. Haz la lista lo más exhaustiva y detallada posible. Una advertencia importante: no intentes pensar en soluciones ahora mismo. Lo único que tienes que hacer es poner por escrito todos los factores de estrés que se te ocurran.

Ahora que has hecho la lista, léela. Lo primero que haremos es ver si hay algo que puedas eliminar, como si estuviéramos podando ramas. De vez en cuando, todos deberíamos leer nuestra lista del estrés y preguntarnos: «¿Necesito conservar esto?». Una forma de ejercer el control es dejar algo y decir que no.

Eliminar el estrés

Sentimos que perdemos el control cuando estamos como un malabarista, con demasiadas pelotas en el aire. A veces, lo que hay que hacer es dejar caer unas cuantas.

Cuando doy este consejo, la gente me suele responder que no puede dejar caer ninguna. Que todo es necesario. Que todo es crucial. Que hay personas que dependen de ello. Que no se puede dejar nada. Pero es imprescindible que nos cuestionemos esta creencia.

Varias veces al año ofrezco retiros de mindfulness para el público en general. Una de las cosas que más me gusta hacer es traducir la ciencia de la relación entre cuerpo y mente en recursos que la gente pueda utilizar, y dirijo este ejercicio en los retiros. Después de que me digan, como era de esperar, que no se pueden desvincular de esa lista de situaciones, les pido que se cuestionen detenidamente si eso es realmente así. Porque la verdad es que no puedes hacerlo todo. Tienes que encontrar algo a lo que puedas renunciar. Reflexiona sobre la carga que llevas: ¿hay algo que puedas dejar, aunque sea por un tiempo? ¿Hay algo de lo que te puedas desprender por completo?

No siempre es fácil saber de qué podemos deshacernos o de qué podemos descansar. Si está en tu lista, lo pusiste por una razón. Está relacionado con el trabajo. Está relacionado con la familia. No parece opcional. Pero a veces lo que tenemos que hacer es tomar distancia, adoptar una perspectiva mucho más amplia y hacernos estas difíciles preguntas:

¿PUEDO PRESIONAR EL BOTÓN DE ELIMINAR?

A largo plazo, ¿qué importancia tiene esta actividad específica?

¿Quién dice que sea necesaria? ¿Y lo es realmente? ¿A quién le hago caso?

¿Qué pasaría realmente si me librara de esta situación o responsabilidad? ¿Y si la delegara?

¿Hay alguna forma de ir reduciéndola poco a poco hasta eliminarla?

¿Qué es lo peor que podría pasar? ¿Podría vivir con eso?

¿En qué me beneficiaría?

Para muchas personas, los compromisos laborales son los más difíciles. La gente se siente obligada a aceptar responsabilidades por un deseo de aprobación, por un ascenso, por presión, por querer trabajar en equipo o por miedo a perder su empleo. Pero si estás estresado, es muy importante que te detengas a pensar formas en las que puedas rechazar amablemente lo que te pidan y establecer límites más estrictos. A veces, establecer límites en el trabajo puede considerarse un signo de fortaleza: los compañeros pueden respetar más tu tiempo y exigirte menos. Aprender a decir que no en el trabajo es una habilidad muy valiosa. Aunque, desde luego, cada entorno laboral es distinto. Hay sitios en los que decir que no —aunque sea amablemente— no forma parte de la cultura laboral. Si te encuentras en un sitio en el que no se tolera decir que no, puede que valga la pena investigar si existen condiciones más saludables en otras empresas o sectores.

Un buen lugar de trabajo mejora nuestro bienestar. Sin embargo, las condiciones que se dan en muchas culturas laborales llevan al agotamiento y, en ese caso, el trabajo perjudica la salud. Lo que provoca el agotamiento son las exigencias del trabajo junto con la falta o la incompetencia del equipo, y no una falla personal. El agotamiento es una forma perniciosa de estrés crónico: está provocado por exigencias constantes durante años sin que haya tiempo para la recuperación. Esto lleva a una tríada tóxica y cíclica: el agotamiento emocional, los sentimientos de cinismo y la sensación de que eres ineficaz y no rindes bien. Apenas puedes afrontar el día. Los ritmos internos del sueño y las hormonas pueden desregularse: el cortisol puede llegar a ser demasiado alto o, en algunos casos, demasiado bajo.[8] Por tanto, las únicas soluciones reales son cambiar las condiciones de trabajo y la forma de afrontar el problema, y cuando no sea posible mejorar las condiciones laborales, dejar el trabajo.

Muchas veces, las mujeres son las que hacen la mayor parte del trabajo que no se ve (incluido el de dar un servicio) y que tampoco se reconoce, por lo que acaban sufriendo con mayor frecuencia el síndrome de desgaste profesional. La doctora Christina Maslach, pionera en la investigación sobre el síndrome de agotamiento, ha identificado los principales elementos que nos protegen frente a él: contar con compañeros que nos apoyen, tener cierto control sobre las decisiones y la carga de trabajo, sentirnos valorados y reconocidos por nuestro trabajo, sentir que las cosas son justas y equitativas, y encontrar sentido a nuestro trabajo.[9] Yo me he dado cuenta de que reducir el tiempo en que sentimos presión a diario, simplemente bajar el ritmo, es fundamental para vivir bien, puesto que nos permite tener más momentos para estar presentes y conectados con el cuerpo, para mostrar gratitud, para descansar y para ver a las personas como un todo, y no como parte de una transacción laboral. La urgencia constante es uno de los factores que restan calidad a nuestros días, así que puede ser de gran ayuda reservar aunque solo sea un par de minutos entre las distintas tareas para respirar conscientemente, prepararse de un modo positivo para la próxima reunión y establecer intenciones positivas.

Los compromisos sociales también son difíciles. Queremos atender a las personas importantes de nuestra vida, pero a menudo nos vemos abrumados por una avalancha de obligaciones sociales que se convierten más en algo que nos deja sin energía que en una fuente de satisfacción. Sí, la comunidad es muy importante. Las personas que cuentan con una red de apoyo sólida tienen respuestas más bajas ante el estrés. Pero que una red de apoyo sea fuerte no implica que sea grande. Por los estudios y cuestionarios sabemos que, conforme vamos envejeciendo, reducimos nuestro círculo social porque, a medida que se acorta nuestro tiempo en este planeta, nos damos cuenta de que ya no estamos dispuestos a invertir en relaciones que no nos ayudan ni nos satisfacen, que tienen aspectos negativos considerables. Lo que todos podríamos plantearnos es esto: «¿Por qué esperar a reducir mi red de apoyo para que sea más positiva y solidaria? ¿Por qué no dar prioridad a las relaciones positivas ahora?».

Esta no es ni remotamente una directriz para alejarse de los amigos que están pasando por un mal momento. A veces, las relaciones se inclinan en una dirección u otra; a veces te apoyas en alguien, y más tarde, ellos se apoyan en ti. Ninguna relación estará siempre perfectamente equilibrada. Cuando tomes distancia para ver dónde puedes reducir presiones y responsabilidades, ten una visión a largo plazo. Esto también te ayudará a centrarte en quién es más importante en tu vida y en qué quieres invertir tu tiempo y energía. Ver las cosas desde esta perspectiva puede hacer que te resulte más fácil «eliminar» los factores estresantes que te saturan a diario.

Piénsalo de este modo: eliminar algunas de esas cosas te ayudará a recuperar un tiempo que, de otro modo, no tendrías para poder dedicárselo a alguien a quien quieres.

Muchas personas, sobre todo las que utilizamos las redes sociales, tenemos miedo a perdernos algo (lo que se conoce como FOMO, *fear of missing out*). Decimos que sí porque no queremos perdernos nada. Queremos apuntarnos a todo. Queremos formar parte del grupo, estar al día. Pero todas esas cosas a las que te sientes presionado a unirte no son necesariamente las que harán que tus lazos sociales se mantengan fuertes, sobre todo si te sientes nervioso y obligado. A veces, lo mejor que puedes hacer por tu bienestar, tus relaciones y tu capacidad para manejar el estrés en tu vida es decir que no.

Simplifica tu día

La pandemia de COVID-19 fue una interesante lección al respecto. Cuando llegó el confinamiento de marzo de 2020, todos nos vimos obligados a retirarnos del mundo de una forma que probablemente fue la más repentina y extrema que muchos habíamos experimentado jamás. Muchas personas empezaron a trabajar desde casa. La vida social quedó reducida al contacto con el clan familiar. Hubo gente que tuvo que soportar los meses de la pandemia en completa soledad. Un amigo con el que hablaba por Zoom aquel año me dijo: «No he tocado a un ser humano en seis meses». Para cuando llegaron las vacunas y pudo suavizarse el distanciamiento social extremo, la mayoría estábamos ansiosos por volver a relacionarnos con el mundo, por «volver a la normalidad». Pero al mismo tiempo se produjo un fenómeno interesante. De pronto, muchos se sintieron reacios a retomar las cosas donde las habían dejado. La gente se paró a reflexionar. Estaba claro que muchas de las cosas que antes de la pandemia nos habían parecido «obligatorias» en realidad no lo eran. El momento de recomenzar nos brindó la oportunidad de evaluar las diversas facetas de nuestras vidas y preguntarnos: «*¿Realmente necesito eso? ¿Y eso me necesita a mí? Dispongo de una capacidad y un tiempo limitados: ¿es a esto a lo que quiero dedicarlos?*».

Puede que no quisiéramos retomarlo todo. Puede que quisiéramos recomenzar de una forma más acorde a nuestros deseos y valores. Y ahora teníamos la oportunidad de preguntarnos: «*¿Qué tipo de vida quiero vivir? ¿Tiene que ver con todo esto?*».

No hace falta que una pandemia arrase nuestras vidas para hacer este tipo de «balance» con más frecuencia. No solemos sentir el impulso de adoptar un enfoque más amplio y equilibrar nuestras vidas hasta que ocurre algo grande. A veces es un cumpleaños significativo en la mediana edad. Otras veces es algo mucho más triste, como la pérdida de un ser querido. Cualquiera que sea la causa, nos saca de la perspectiva corta de trabajar a destajo que tendemos a adoptar por necesidad, para tenerlo todo hecho, para ir por el buen camino. Pero ese «camino» puede desviarse lentamente con el tiempo. Y si no levantamos la cabeza de vez en cuando para mirar a nuestro alrededor, podemos encontrarnos muy lejos de donde pensábamos que íbamos. Cada vez que decimos que sí a algo, estamos dejando menos tiempo para otras cosas que puede que nos importen más. Cuando mires tu agenda semanal, ¿puedes reorganizar la forma en que utilizarás el tiempo?

Estoy hablando de una visión global, y hoy, por supuesto, es tan solo un día. No vas a replantearte toda tu vida hoy, ¡no te preocupes! Cuando estudiamos el estrés, nos fijamos en las grandes pinceladas de la vida de cada uno, en las condiciones generales que añaden estrés (como tener poco control en el trabajo o excesivas responsabilidades al cuidar de los demás) y en los factores que reducen el estrés (como tener una visión optimista o un firme sentido de propósito en la vida). Pero también nos fijamos en los hábitos cotidianos, que son los cimientos de nuestra salud, dado que los efectos de nuestras rutinas diarias se van sumando y aumentan con el tiempo. En nuestros hábitos, nuestras rutinas, nuestros horarios, se halla el total de nuestras vidas. Es fácil decir: «El mes que viene me quitaré esto de encima», pero hay que intentar no dejarlo para mucho después. Como dice elocuentemente la escritora Annie Dillard: «La forma en que pasamos los días es, claro está, la forma en que pasamos la vida. Lo que hacemos con esta hora, y con aquella, es lo que estamos haciendo».[10]

Para decidir si puedes eliminar el estrés quitándote algo (o varias cosas) de encima, podrías analizar tu día (hoy) y la semana que tienes por delante, y preguntarte con sinceridad: «¿Está todo lo que hago en consonancia con lo que es más importante para mí?». Contestar a esta pregunta te puede dar una visión clara y valiosa acerca de lo que tienes que mantener (aunque sea estresante) y lo que puedes dejar.

¿Qué es lo que importa de verdad?

Una buena forma de averiguar qué puedes eliminar y dónde debes concentrar tu energía es empezar por el final, desde la muerte.

Hace poco, una amiga mía, mi compañera Martica Hall, a la que le habían diagnosticado un cáncer terminal, reunió a todas las personas que habían sido importantes para ella a lo largo de su vida y su trayectoria profesional (amigos, compañeros de investigación, antiguos alumnos) para hacer una llamada en grupo y despedirse. En ese momento estaba ingresada y le habían dicho que era muy probable que muriera. Fue una noticia impactante y repentina, y a todos nos costó asimilarla. Yo estaba nerviosa antes de la llamada, pero, una vez que comenzó, la ansiedad desapareció. Terminó siendo una hora de increíble alegría y risas conforme íbamos contando recuerdos y expresando cuánto la apreciábamos y el impacto tangible que había tenido en cada uno de nosotros. Pero lo más sorprendente para mí fue que todo lo que dijo sugería que había hecho exactamente lo que todo el mundo aspira a hacer: vivir la vida plenamente, sin remordimientos.

«No me arrepiento de haber dedicado mi vida a la investigación —afirmó—. Mi trabajo era importante para mí. Quiero que los estudiantes vean mi vida y piensen: "Puedo hacer algo significativo incluso en poco tiempo". He tenido una vida muy satisfactoria».

Tica se enfrentaba a los mismos retos diarios que todos nosotros: encontrar un equilibrio entre el trabajo y la familia, entre las obligaciones de la vida y lo que nos apasiona. Pero, en general, al pensar en su vida, podía decir que ella había vivido conforme a sus valores y pasiones al máximo de su capacidad. Pensé que me gustaría ser capaz de decir lo mismo.

Hace poco recibí una noticia asombrosa: ¡el médico de Tica no cejó en su empeño de probar nuevos fármacos y ella está mejor! Pero vivir con un diagnóstico como el suyo significa ser constantemente consciente de que el momento de hacer cualquier cambio en su rutina diaria es ahora. Cuando aquel día quiso hacernos partícipes a todos de su experiencia, nos hizo un gran regalo, ya que con esto nos animó a analizar nuestros días y preguntarnos desde una perspectiva global: «¿Estoy viviendo la mejor vida que puedo tener? ¿A qué quiero dedicar mi energía y qué quiero dejar?».

Antes veíamos que, a medida que envejecemos, nos sentimos más positivos y nuestras relaciones sociales también son más positivas. Pero no se trata de la edad, sino de la percepción del tiempo: conforme nos vamos dando cuenta de que nos queda menos tiempo de vida, vamos cambiando nuestros objetivos hacia otros que nos resultan más significativos emocionalmente, incluido el de ayudar a los demás.[11] Dicho de otro modo, cuando pensamos que nos queda menos tiempo por vivir, lo dedicamos a lo que es realmente significativo para nosotros. Podríamos llamarlo «urgencia espiritual», y es un regalo que podemos meter en nuestra mochila. La urgencia espiritual puede darte una sensación de libertad: lánzate hacia las metas más significativas, ahora mismo. Vive ahora como si este fuera tu último año.

LISTA DE PRIORIDADES

Si solo te quedara un año de vida, ¿cómo te gustaría usar ese tiempo?

¿Con quién querrías pasarla?

¿Cómo sería tu día ideal?

Plantearnos estas preguntas nos ayuda a darnos cuenta de qué es lo que valoramos. Nos ayuda a entender cuáles son nuestras prioridades, a organizar nuestra rutina diaria conforme a ellas y, cuando sea posible, a deshacernos de lo que no se ajusta a ellas.

Antes te pedía que enumeraras todos los factores estresantes de tu vida. Esa lista podría incluir a ciertas personas que añaden estrés a tu vida. Ahora, céntrate en las personas que enriquecen tu vida: ¿quién te hace sentirte feliz, querido, elevado? Piensa en todas las personas que enriquecen tu vida y en cómo dedicarles más tiempo. Para empezar, quizá puedas intentar verlas o hablar con ellas más a menudo.

Tal vez no podamos controlar cuánto tiempo vamos a vivir, pero sí podemos realizar ajustes para vivir más y mejor ahora, como si este fuera nuestro último año, y vivir en función de nuestros valores y prioridades. Como veremos más adelante, vivir una vida con sentido y propósito es una de las mejores formas de reducir el estrés.

Desde luego, puede que algunas de las cosas que no encajan no sean negociables: hay muchas responsabilidades en la vida de las que no podemos escapar, como ciertas tareas inherentes a nuestro trabajo o al cuidado de otras personas. ¿Qué hacemos con las cosas que no podemos cambiar?

Lo que no se puede cambiar

Volvamos a Jane. Se encontraba en una situación especialmente incierta (un futuro médico incierto para su madre; un futuro profesional incierto para ella) y, como es natural, intentaba recuperar cierto grado de poder sobre las circunstancias. Todo había cambiado repentinamente. A veces, cuando Jane se quedaba hasta tarde leyendo revistas médicas sobre la neuroplasticidad después de un ictus, tenía la sensación de que si encontraba la información adecuada, podría hacer retroceder el tiempo y conseguir que su madre volviera a ser como antes. Pero, mientras tanto, las cosas sobre las que sí tenía cierta influencia (como su rendimiento laboral) se le escapaban como agua entre los dedos.

Gastamos un montón de energía mental intentando resolver cosas que no podemos controlar. Nos angustiamos porque hay una discrepancia entre lo que creemos que debería ser posible y lo que realmente lo es. No podemos controlar a los demás. No podemos controlar si un vaso sanguíneo se contrae en el cerebro de alguien. No podemos controlar el pasado. En la terapia dialéctico-conductual, uno de los ejercicios que se recomienda a quienes luchan contra las emociones extremas y la rumiación (recordar una y otra vez pensamientos o situaciones que ya ocurrieron) consiste simplemente en pensar: «Esto ya ocurrió. La realidad es tal como es».[12] Con un poco de entrenamiento, Jane empezó a decirse esto sobre la enfermedad de su madre: «Esto está ocurriendo. Esta es la realidad». A veces se sentía triste, pero también estaba más tranquila. Se sentía menos dispersa y agotada.

Me alegro mucho de que Jane pudiera hacer este cambio de actitud. Porque lo que vemos en los cuidadores a través de múltiples estudios es que el cuidado en sí no es lo que acelera el envejecimiento celular, sino las reacciones secundarias por querer que la situación sea distinta de la que es. Los cuidadores tienen con más frecuencia pensamientos de rechazo de su momento presente, lo que llamamos «vagabundeo mental negativo», que consiste en desear estar en otro lugar o hacer algo distinto.[13] Estos pensamientos auguran menos felicidad. Y hemos descubierto que esto también afecta al envejecimiento y se asocia al acortamiento de los telómeros.[14]

¿Deberías aceptar pasivamente todos los contratiempos que te depare la vida? ¡No, no te lo recomiendo! Pero puedes esforzarte para mejorar la situación sin tratar de ejercer tu voluntad sobre factores que en realidad nunca podrás cambiar. Jane no iba a cambiar el curso de la enfermedad de su madre por mucho que buscara en Google, y no había forma de asegurarse de que su madre estuviera cien por ciento segura quedándose sola en casa. Lo que sí podía hacer era pedirle que llevara un collar de alerta médica. Su madre se resistió al principio, pero Jane siguió buscando y encontró un bonito collar de oro rosa con forma de flor. Se lo planteó como un favor: «Necesito poder concentrarme en el trabajo, sin preocuparme, y me ayudaría que te lo pusieras por mí». Y su madre se lo puso.

Poco después, Jane pudo mudarse a una casa cercana. Las cosas en el trabajo mejoraron rápidamente porque ya tenía más capacidad mental para dedicarse a él. Era difícil no pasar el tiempo deseando que las cosas fueran distintas, y de vez en cuando se encontraba dándole vueltas a los «y si...»: «¿Y si hubiera notado los síntomas? ¿Y si lo hubieran detectado antes?». Pero la mayoría de las veces era capaz de darse cuenta de que estaba cayendo en ese patrón de pensamientos rumiativos y detenerlos.

Cuando me doy cuenta de que estoy intentando cambiar algo que no está bajo mi control, me tomo un momento y lo visualizo como si estuviera tirando de una cuerda atada a algo inamovible, como una roca enorme. «Estoy gastando toda mi energía intentando resolver algo que no tiene solución. Esa roca nunca se moverá». Entonces me pregunto con amabilidad: «¿Puedo soltar la cuerda y dejarlo estar?».[15] O, a veces, en una situación especialmente complicada de la que es difícil alejarse, hace falta un rotundo «¡Suelta la cuerda!» y una aceptación radical, que practicaremos a continuación.

Aceptar y encontrar la paz en el dolor

Aunque no podamos controlar una situación, sí podemos controlar cómo respondemos a ella. Para esto, muchas personas recurren a la meditación mindfulness, porque se centra en gran medida en la aceptación de sentimientos y pensamientos. En un estudio, los investigadores compararon la eficacia de dos clases distintas de mindfulness en las que se guiaba a los participantes por medio de breves meditaciones diarias.[16] El primer grupo utilizó una aplicación que animaba a focalizar la atención a la vez que se ponía consciencia en dónde estaba la atención: por ejemplo, centrándose en la respiración y volviendo a ella cada vez que se daban cuenta de que su atención se había desviado. (Muchos estudios han descubierto que esta práctica es beneficiosa para la concentración y la atención, especialmente la parte de la consciencia, que es la que hace que nos demos cuenta de cuándo empezamos a divagar o rumiar). El segundo grupo utilizó otra aplicación en la que se añadía la aceptación del estado en que uno se encuentra: no solo la consciencia de los pensamientos y sentimientos, sino también una aceptación amable de estos, sobre todo de las experiencias negativas que solemos rechazar. Ambos grupos mostraron beneficios en cuanto a la atención, pero solo el segundo, el grupo de la aceptación, mejoró su perfil de reactividad al estrés (la capacidad para responder y recuperarse de los acontecimientos de forma saludable) y mostró más emociones positivas.[17] La aceptación fue lo que realmente llevó a la resiliencia frente al estrés.

Casi todo el mundo sabe que cuando uno se ve atrapado en una fuerte corriente, el consejo es siempre el mismo: no luches contra ella. No te pelees con la realidad. Te agotarás y solo conseguirás que te arrastre más lejos. Las corrientes son demasiado fuertes, no somos rival para ellas. La única forma de mantenernos a flote es nadar con la corriente. Surféala. Déjate llevar, a ver adónde te lleva. Quizá puedas aprovecharla de otra manera. Hay formas creativas de afrontar las emociones negativas fuertes para crecer, en lugar de evitarlas (en la sección «Bibliografía y recursos» encontrarás más orientación al respecto).

La aceptación radical es, básicamente, aceptar que ocurrió algo terrible o traumático. Es una actitud mental que consiste en aceptar la realidad de que no podemos cambiar lo ocurrido y que la aceptación radical es una opción mejor que la alternativa: la evitación, rechazar la realidad, luchar contra la corriente y victimizarnos («¿Por qué a mí?»). Esto puede hacer disminuir las emociones dolorosas de vergüenza, culpa, tristeza y rabia por lo ocurrido. Ha sido un método útil para personas con cambios emocionales excesivos, trastorno de estrés postraumático y dolor crónico.[18] La aceptación radical es lo que ayudó a Jane a aceptar la enfermedad de su madre y su nueva vida como cuidadora.

Hay muchas cosas que nos han pasado o nos pasarán en la vida que no pedimos, que no queríamos, que son tremendamente decepcionantes y dolorosas, y a las que cuesta mucho tiempo y esfuerzo adaptarse. La mayoría son acontecimientos o circunstancias incontrolables. Pero estas situaciones también nos brindan la oportunidad de desarrollar fortaleza y resiliencia, por más que nosotros no lo hayamos pedido. Esos momentos bajos se convierten en la base del crecimiento: cuando no tienes otras opciones, encuentras una fuerza que no sabías que tenías. Y para conseguirlo, por una parte necesitas aceptarlo y, por otra, saber manejar las expectativas y emociones que se crean en torno a esa situación. Hoy vas a empezar a practicar la aceptación radical, aunque has de saber que no se suele aprender de un día para otro ni de una sola vez. Es un proceso iterativo. Cuando sentimos el dolor que nos provoca una situación, podemos dar un giro de ciento ochenta grados e intentar poner en práctica la aceptación radical de la situación, así como la aceptación de nuestras respuestas emocionales.

Por supuesto, no todo puede clasificarse limpiamente en «lo que puedo controlar» y «lo que no puedo controlar». Hay muchos grados y zonas grises. Siempre tenemos que estar evaluando en qué emplear la energía cognitiva y emocional, valorando cuándo apretar y cuándo soltarnos.

El Día 1 hablamos de cómo identificar la tensión inconsciente que causa la incertidumbre de la vida y deshacernos de ella. Practicamos el ejercicio «detecta y libera», es decir, nos entrenamos para darnos cuenta de cuándo estamos reteniendo la tensión de la incertidumbre para luego soltarla. Hoy daremos un paso más y miraremos hacia afuera para identificar las circunstancias específicas de nuestra vida que nos mantienen en un estado de estrés.

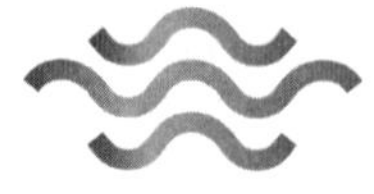

EJERCICIO DE HOY

CONTROLA LO QUE PUEDAS... Y DEJA LO DEMÁS

HABILIDAD PARA LLEVAR EN TU MOCHILA: DEJA LO QUE YA NO TE SIRVA

Reflexiona

Haz una lista de todas las situaciones estresantes de tu vida usando la «lista del estrés» de la página 71. Si ya lo hiciste mientras leías ese capítulo, estupendo, salta directamente al próximo paso. Si no, vuelve atrás y haz tu lista ahora. Nada es demasiado nimio o específico para esa lista. Para los asuntos más generales (como el trabajo, la crianza de los hijos o los problemas de pareja), intenta anotar situaciones específicas, lo que realmente te estresa.

Elimina lo que puedas

Repasa la lista y tacha todas las situaciones de las que puedas salir o a las que puedas poner fin. Por ejemplo, si hay un proyecto para el que no tienes tiempo o que te está causando demasiados problemas, ¿qué pasaría si abandonaras ese objetivo o delegaras ese proyecto? Imagina cómo sería tu día sin ese factor estresante.

Si no hay nada que te parezca fácil eliminar, responde a estas preguntas: si te vieras obligado a eliminar algo, ¿qué sería? ¿De qué podrías (y podrían otras personas) prescindir? ¿Qué perderías? ¿Qué sería lo peor de dejarlo? Y lo negativo de dejarlo ¿cómo es en comparación a mantenerlo? (Véase la sección «¿Puedo presionar el botón de eliminar?» que se incluía en este capítulo). Muchos pensamos que no tenemos suficientes horas en un día, así que recortar actividades, simplificar el día y centrarnos en nuestra lista de prioridades no solo reducirá el estrés, sino que puede crear más espacio y tranquilidad, y darnos tiempo para cosas que nos aporten alegría y propósito.

¿Estás listo para intentarlo?

Si respondes con total sinceridad que no lo estás, no pasa nada. Volveremos a este punto al final del libro, en la sección «Renueva la receta».

Pero si puedes, deja algo hoy. Comprueba lo que se siente al eliminar una de las cosas de tu lista, aunque sea pequeña.

Establece tu ámbito de influencia: un círculo de control

Ahora repasa la lista y rodea con un círculo las situaciones en las que creas que puedes influir o que puedes mejorar. Ahí es donde puedes concentrar hoy parte de tu energía mental. Escribe al lado de cada círculo una cosita que puedas hacer para empezar a mejorar la situación. Por ejemplo, puede que las prisas de la mañana te resulten estresantes; en realidad, ese es uno de los momentos del día en los que nos solemos sentir estresados. ¿Puedes plantearte modificar la hora a la que te acuestas o te levantas? O a lo mejor la noche anterior podrías dejar la ropa preparada y planificar las comidas y lo que vayas a hacer al día siguiente. En algunos asuntos (problemas económicos, crianza de los hijos o trabajo) no puedes resolver las cosas solo, por lo que tendrás que hablar con otras personas para poder iniciar el proceso con esos pequeños cambios. El estrés laboral es habitual y puede desglosarse en diversos aspectos; de ellos, algunos podrás controlarlos tú y otros no. ¿Hay un supervisor en el trabajo que te trata mal? Es una situación difícil, pero vale la pena resolverla, quizá con un amigo. En casos extremos, cambiar una situación laboral tóxica puede implicar tener que buscar otro trabajo.

Sé consciente de lo que tendrás que aceptar: una maleta llena de tabiques

Vuelve a mirar la lista y dibuja un recuadro alrededor de las situaciones o factores de estrés sobre los que no tienes ningún control (o muy poco); por ejemplo, la enfermedad o adicción de un ser querido; un proyecto que no puedes abandonar; la posibilidad de que te quedes encerrado durante días o semanas por culpa del mal tiempo, o un acontecimiento traumático.

Deja espacio para cierto control. Para cada uno de los factores estresantes, pregúntate: «¿Hay algo en esta situación que pueda controlar y que me pueda ayudar a reducir la sensación de impotencia?». Por ejemplo, el que la madre de Jane se pudiera volver a caer era algo que escapaba a su control, pero lo que sí podía hacer era comprarle un collar de alerta médica. Yo tampoco puedo controlar cuándo habrá otro incendio cerca de mi casa; solo es cuestión de tiempo. Pero ahora tengo purificadores de aire (¡y una mochila de emergencia!). Hay muchas situaciones que no son completamente incontrolables, ya que podemos hacer algo para manejarlas con más facilidad. Si hay algo que puedas hacer para ponerte al volante (por más que aceptes que no podrás cambiar las curvas de la carretera), añádelo a tu lista de tareas pendientes para esta semana.

Deja espacio para la autocompasión. Con algunos puntos que hayas marcado con un recuadro tendrás que adoptar un enfoque distinto: aceptación y autocompasión. Una cosa que puedes hacer en las situaciones que no puedes cambiar es reconocer lo duras que son; acoger tus sentimientos al respecto en lugar de tratar de evadirlos. ¿Puedes identificar sentimientos de dolor (como tristeza, rechazo, ira, resentimiento) y aceptarlos? Son válidos; son respuestas naturales. ¿Qué le dirías a un buen amigo para consolarlo en esta situación? ¿Puedes expresar esa amabilidad contigo mismo?

Por último, ¡suelta el equipaje! Imagina cada recuadro como un tabique que llevas en una maleta a todas partes. Esa maleta existe; no va a desaparecer. Pero no tienes por qué estar jalando de ella todo el día. Puedes dejarla en el suelo un rato. Las situaciones de dolor son especialmente pesadas; comprueba si llevas algún tabique de esos. Si te ayuda, dibuja una pequeña asa en la parte superior de los recuadros que contienen situaciones estresantes que no puedas controlar. Y ahora, antes de pasar a otra cosa, imagínate dejando esos tabiques en un lugar seguro, solo durante un rato. No pienses en si es realista o posible no volver a preocuparte por ese problema, porque volverá a surgir. Pero si vas cargando con ese estrés todo el tiempo, terminarás agotado, tu salud se resentirá y tendrás menos capacidad para afrontar otros retos que puedan presentarse. Así que, por ahora, ¡suelta la maleta! No tienes por qué ir arrastrando esos tabiques todo el día.

EJERCICIO EXTRA

Para las cosas difíciles que no puedes cambiar, plantéate la posibilidad de practicar la aceptación radical, que consiste en aceptar la situación por completo: en la mente, el corazón y el cuerpo. Es difícil. Por eso hay que practicarla una y otra vez hasta que se asimila. Cuando dejamos de ignorar la realidad, de luchar contra ella o de intentar cambiarla, es cuando realmente podemos sentirnos tranquilos, con todos los beneficios fisiológicos que conlleva. Aceptarla no significa que la apruebes. Por el contrario, lo que estás haciendo es decidir que no quieres sentirte más desgraciado luchando contra ella.

Para practicar la aceptación radical, trata de hacer el siguiente ejercicio.

Piensa en una situación que te abrume, que ya haya sucedido o no pueda cambiarse, y que te resulte difícil de aceptar.

1. Cierra los ojos y concéntrate en tu respiración.
2. Mira si surgen pensamientos dolorosos sobre la situación, como: «No es justo»; «no puedo vivir con esto»; «¿por qué a mí?».
3. Afróntalos con una afirmación de aceptación y certeza, como: «Eso es así»; «esa es la realidad»; «eso es lo que sucedió»; «las cosas son como son».
4. Admite la tristeza, la pena, la decepción. Fíjate en las sensaciones del cuerpo.

5. Ponte las manos en el pecho, con amabilidad, y déjate embargar por sentimientos de calidez y bondad que recorran todo tu cuerpo. Recuérdate, con una larga y lenta exhalación: «Puedo soltar esta maleta ahora». Repítelo hasta que te sientas más ligero.

SOLUCIÓN DE PROBLEMAS

A veces es difícil saber cuáles son realmente las cosas que nos pesan. Puede que lo que nos está causando estrés sea algo indefinido, vago, poco claro... y hasta puede que estemos totalmente equivocados. Podríamos creer que hay algo que nos está disparando el estrés (¡todos esos platos en el fregadero!), cuando en realidad se trata de otra cosa completamente distinta (tensión en una relación, dificultades económicas, infelicidad en el trabajo) o mil cosas. Si te costó trabajo hacer la lista del estrés, puede que este método te ayude a identificar las preocupaciones. Este ejercicio también es útil para las personas que se preocupan demasiado, puesto que ayuda a contener las preocupaciones dentro de un espacio de tiempo delimitado.

Tu espacio de preocupación

Toma varias hojas y algo con lo que escribir, o bien una computadora o una tableta; también puedes usar una grabadora si prefieres hablar. A continuación, pon el temporizador del celular para que te avise en cinco minutos. Cuando presiones el botón de inicio, solo tendrás una tarea por delante: preocuparte.

Estás creando tu espacio de preocupación.

Nos pasamos mucho tiempo intentando frenar los pensamientos cuando la mente empieza a preocuparse por cosas que no han ocurrido y quizá no ocurran nunca, y esa lucha cognitiva pasa factura. Así que ahora, durante cinco minutos, libera la mente, deja que se acerque a las zonas peligrosas. Deja que se preocupe por lo que ella quiera. Deja que sea todo lo catastrófica que quiera ser. No te censures y escribe todas las preocupaciones que se te ocurran. Ya sean grandes o pequeñas, anótalas en un papel para poder mirarlas con más objetividad, ponerles nombre y decidir si quieres preocuparte más por ellas. ¿Qué situación hay detrás de esa preocupación? Si no puedes identificar el origen de la ansiedad, nombra sus características: tamaño, forma, temperatura, color. Definirla te ayuda a trabajar en ella.

Quizá te des cuenta de que, en realidad, muchas de estas preocupaciones no son más que intolerancia a la incertidumbre, cosas que es muy poco probable que ocurran, como vimos al hablar de ello el Día 1. Imagina que estas situaciones poco probables salen volando por la ventana. Y luego céntrate en las grandes situaciones estresantes que tienes delante: identifica lo que puedes cambiar ahora mismo y lo que no.

Paradójicamente, resulta que establecer un momento concreto en el que preocuparse reduce la preocupación el resto del día, y es muy posible que acabes con la sensación de que ya te desahogaste. Como has escrito todas tus preocupaciones, ya no tienes por qué seguir teniéndolas en la cabeza. Las aceptaste. Y mañana podrás volver a contenerlas del mismo modo: prepara la alarma del celular para establecer un espacio de preocupación para mañana, más o menos a la misma hora. Si vuelves a acordarte de tus preocupaciones más tarde, recuerda que reservaste un tiempo para pensar en ellas mañana. Si a veces te cuesta determinar con precisión lo que te estresa o sientes la indefinición y la tensión general de la incertidumbre, el espacio de preocupación puede ser una buena rutina para ti.

¡También podrías necesitar un espacio de preocupación para dos!

El espacio de preocupación para dos funciona si la situación estresante se produce con un familiar o con tu pareja, si vives con ella. Cuando hay un conflicto con una persona con la que convives, tu casa puede convertirse en un lugar estresante. Pero como la casa es el lugar en el que comemos y dormimos, es importante contener de algún modo el conflicto, meterlo en una caja que controlen juntos. Delimiten el tiempo que vayan a dedicar a hablar y pensar sobre el conflicto; a lo mejor podrían reservar quince minutos para esa conversación en la que afrontarán la preocupación. Recuerda que comprender el punto de vista del otro y validar sus sentimientos puede ser útil, y que la paz suele ser mejor que tener razón. Mi pareja y yo pasamos por una situación que no parecía que pudiera resolverse. Cada uno tenía un punto de vista distinto y la terapia no nos ayudaba. Así que reservamos un momento cada semana para escucharnos de verdad, compartir nuestras opiniones y hablar de los próximos pasos que íbamos a dar. Y una vez transcurrido ese tiempo, se acababa la conversación e intentábamos no volver a sacar el tema hasta la siguiente «hora del té» (espacio de preocupación).

DÍA 3

SÉ EL LEÓN

Imagínate a un león cazando una gacela, persiguiéndola sin piedad por la calurosa sabana. La gacela está aterrorizada, corriendo para salvar su vida, en pleno estado de lucha o huida. El león está eufórico, anticipando una comida que le está costando mucho conseguir mientras acorta distancias. ¿Qué animal sufre estrés, el león o la gacela?

Los dos.

Ambos tienen el sistema nervioso muy activo y experimentan cambios fisiológicos que no pueden controlar. Pero están experimentando la excitación del estrés de dos maneras muy distintas. La gacela está actuando en respuesta a una amenaza. Tiene miedo y rebosa adrenalina. Tiene el flujo sanguíneo restringido porque los vasos sanguíneos se han estrechado (vasoconstricción) para evitar un sangrado excesivo. Le llega menos oxígeno al cerebro porque los recursos fisiológicos se dirigen a las extremidades. Su cuerpo se ha convertido en una máquina con un único objetivo: escapar del depredador. Por su parte, el león actúa en respuesta a un desafío. Su corazón está bombeando eficazmente mucha sangre, lo que le permite alcanzar la máxima velocidad y hacerse una idea de lo que va a comer. Está concentrado y motivado. Parece tener reservas ilimitadas de energía.

Aunque son dos perfiles fisiológicos muy distintos, la constante es el estrés. La diferencia radica en la respuesta que cada uno da ante el estrés en función de cómo lo percibe y, por tanto, cómo lo experimenta, mental y físicamente. ¿Y cuál es la diferencia entre el león y la gacela? La gacela percibe una amenaza: su vida está en peligro. El león percibe un reto: su próxima comida.

Desde luego, no estoy diciendo que en la vida real baste con que la gacela cambie de perspectiva, porque ¡se la comerían! Pero este claro ejemplo sacado del mundo animal encierra una lección para todos nosotros. A nosotros normalmente no nos persigue ningún león que ponga nuestra vida en peligro, pero nuestros cuerpos se comportan como si fuera así. Muchas veces respondemos a los factores estresantes que aparecen a lo largo del día como si fueran una amenaza para la supervivencia, en lugar de verlos como algo que hay que cazar para alimentarse. Ante la respuesta de lucha o huida, el cuerpo descarga cortisol y adrenalina en el torrente sanguíneo y el sistema nervioso entra en un estado de miedo y alerta. Y cuando esa respuesta se produce, total o parcialmente, con cada situación estresante o inesperada que se presenta, nuestro cuerpo ya no sabe cómo «abandonar» ese estrés.

¿Eres más león o más gacela?

Cada uno responde al estrés de forma distinta. ¿Por qué hay personas que se escaldan día tras día en la sopa del estrés, reaccionando de forma exagerada ante pequeñas cosas, mientras que otras dejan que los acontecimientos importantes y amenazadores les reboten como si tuvieran un escudo a su alrededor?

Estudiar el estrés implica, por un lado, indagar en el funcionamiento universal del cerebro humano y, por otro, tener en cuenta la singularidad de cada persona. Cada uno ve el mundo a través de una lente muy personal, moldeada por la genética y las experiencias vitales, sin olvidar los pequeños detalles de la rutina diaria, como cuánto dormimos la noche anterior o qué comimos. Los acontecimientos se suceden y nosotros los percibimos de una determinada manera a través de nuestro propio filtro mental.[1]

¿Por qué tenemos respuestas tan distintas ante eventos similares? El cerebro procesa constantemente la información sensorial que recibe del cuerpo y el entorno, y compara esa información con los recuerdos del pasado para predecir mejor el futuro. El cerebro humano es una máquina de predecir y utiliza como datos el pasado personal. Hasta las experiencias de la primera infancia influyen en cómo respondemos a cosas insignificantes. Las personas que sufren muchas adversidades en sus primeros años de vida suelen desarrollar hábitos mentales que las mantienen en estado amarillo; es decir, sus valores de referencia del estrés diario pueden ser altos, al margen de que ocurra o no un acontecimiento estresante. Tienen una mayor sensación de que sus vidas se ven amenazadas por sucesos estresantes: no hace falta mucho para que entren en una catastrófica respuesta de estado mental rojo.

Tenemos un cerebro que se orienta más hacia la «predicción» que hacia la «realidad». Por eso, podemos estar respondiendo a algo que predecimos o creemos que ocurrirá, en lugar de a lo que está ocurriendo en realidad. (Como dijo Michel de Montaigne: «Mi vida ha estado llena de terribles desgracias, la mayoría de las cuales nunca sucedieron»). Pero hay una forma de intervenir en este proceso.

La doctora Stefanie Mayer, de la Universidad de California en San Francisco, descubrió que quienes han sufrido traumas infantiles tienen una percepción exagerada de la amenaza que suponen los estresores diarios, lo que contribuye a la depresión más adelante en la vida.[2] En su siguiente estudio con un grupo similar, escribió a los participantes durante el día para invitarlos a dedicar un momento de consciencia plena a sus pensamientos y cultivar los sentimientos de autocompasión, y descubrió que después de un breve ejercicio de atención plena, tenían más «valoraciones de desafío», es decir, sentían que podían afrontar mejor los acontecimientos diarios y tenían emociones más positivas.[3] En otras palabras, al cambiar la forma en que percibimos los factores estresantes diarios y empezar a verlos como algo menos amenazador, cambiamos nuestra respuesta al estrés. Podemos sentirnos más como un león, y menos como una gacela.

Cómo dejar de ser gacelas

Durante toda su carrera, Steven había trabajado para Kodak gestionando importantes cuentas con grandes minoristas como Target y Walmart. Hasta que el sector tocó fondo. El paso a la tecnología digital se veía venir desde hacía tiempo, pero cuando el mercado bursátil se desplomó en 2008, muchas empresas redujeron radicalmente su plantilla para intentar mantenerse en el mercado, y Steven formó parte de ese recorte de personal. A los sesenta años, empezar desde cero no resultaba nada fácil y muchos de los caminos que probó resultaron callejones sin salida. Con todo, había una cosa que siempre había deseado hacer: entrar en política.

Aunque llevaba mucho tiempo pensándoselo, nunca parecía ser el momento adecuado para abandonar una carrera estable. Pero entonces, la alcaldesa de su pequeña ciudad de Nueva Inglaterra anunció que no se presentaría a otro mandato. Y llegó el momento de intentarlo.

Sabía que sería estresante, pero no cuánto. El periodo previo a las elecciones se convirtió en toda una batalla. A su oponente no le importaba ensuciarse las manos, y lo hacía a cada paso. Steve no podía coger el periódico local o entrar en Facebook sin temor a encontrar un nuevo ataque contra él. Estaba constantemente tenso, vigilante, alerta. Se dijo que solo sería la época de las elecciones, que todo pasaría muy pronto. Pero la situación dio un giro: ganó las elecciones.

Lo que iba a durar «solo un par de meses» se convirtió en un mandato de cuatro años. De pronto, todos los factores de estrés se presentaban en la puerta de su despacho en forma de ciudadanos con diversas quejas y problemas. El teléfono sonaba sin parar. Había urgencias que atender. Cuestiones presupuestarias. Si cometía algún error, le llovían las críticas. El sinfín de preguntas que le hacían los electores y que él no podía responder de inmediato le provocaban una oleada de pánico mientras se esforzaba por encontrar una respuesta. No paraba de pensar en cómo podría haber hecho las cosas de otra manera. Empezó a preocuparse: «Quizá no esté hecho para este trabajo».

Si un profesional sanitario hubiera entrado en su despacho en medio de todo esto para comprobar sus constantes vitales, habría encontrado una respiración superficial, un ritmo cardiaco elevado y unos niveles de cortisol en sangre superiores a lo habitual. Esto no era sostenible para un mandato de cuatro años, y él lo sabía. Pero no sabía qué hacer al respecto.

Dado que el estrés crónico descontrolado desgasta los telómeros y acelera la senescencia celular, puede hacernos entrar demasiado pronto en la época en que empezamos a desarrollar enfermedades propias del envejecimiento. El estrés crónico nos cambia el comportamiento y el apetito. Nos empuja hacia los alimentos reconfortantes (aquellos con alto contenido en azúcar y grasa). Creyendo que necesita conservar recursos para sobrevivir, el cuerpo ralentiza el metabolismo y almacena grasa en la zona abdominal. Un nivel de estrés elevado nos impide dormir bien, por lo que estamos constantemente agotados. Y lleva a la adicción. El «cerebro estresado» activa las vías cerebrales que anhelan el placer y el alivio, haciendo que los alimentos calóricos sean más gratificantes e impulsando la resistencia a la insulina, la inflamación y la obesidad.

Por otra parte, la respuesta al estrés agudo (la respuesta a corto plazo que activamos cuando estamos bajo presión) es una capacidad asombrosa que tenemos. El cuerpo está hecho para manejar ese tipo de estrés transitorio. Cuando sucede algo negativo o desafiante, o cuando anticipamos que sucederá, se activa esta respuesta fuerte, valiosa y aguda: en un abrir y cerrar de ojos, la presión sanguínea sube, el sistema nervioso se pone más alerta, y el cortisol y la adrenalina, las principales hormonas del estrés, se liberan en el torrente sanguíneo. El sistema nervioso simpático (lucha o huida) sube el volumen al máximo mientras que el parasimpático (descanso y digestión) lo baja, lo que hace que podamos tener esa respuesta tan intensa y vigorizadora ante el estrés. Este rápido y poderoso efecto dominó biológico nos ayuda a concentrarnos en el peligro, a tener más energía y a reaccionar con rapidez. La respuesta del cuerpo al estrés agudo es una gran ventaja de la que no podríamos prescindir. Pero necesitamos un «interruptor rápido»: esa respuesta tiene que terminar cuando termine el incidente que la causa.

Y ahora una buena noticia: tú ya has estado trabajando en esto. Las técnicas que practicamos en los dos primeros capítulos estaban hechas para ayudarnos a regular mejor nuestra respuesta al estrés. Cuando sabemos esperar lo inesperado y permanecer mentalmente abiertos y flexibles a un abanico de posibilidades, los imprevistos que puedan surgir nos resultan más fáciles de resolver: no tenemos esa respuesta instintiva de «gacela». Y cuando tenemos una idea clara de lo que podemos y no podemos controlar, es menos probable que perdamos el tiempo planificando lo imprevisible. Ambas estrategias te orientarán hacia una experiencia del estrés más sana y equilibrada. Pero, para lograrlo, es fundamental el siguiente paso: ser capaz de ver los acontecimientos estresantes diarios como retos en vez de como amenazas. Y es más fácil decirlo que hacerlo.

Porque una cosa es comprender que «deberías» abordar las situaciones repentinas, molestas o estresantes de tu vida como retos en vez de como amenazas, y otra muy distinta es conseguir hacer ese cambio mental en el momento, cuando todo está en marcha. Sin embargo, hay algunas estrategias específicas que podemos utilizar para hacer exactamente eso. La primera es empezar a considerar nuestra respuesta al estrés como una ventaja, para no sentirnos amenazados por el estrés en sí.

Tu estrés es una fortaleza

Para estudiar la diferencia entre el estrés percibido como amenaza o como desafío, mi colega Wendy Mendes manipula las respuestas al estrés de las personas en el laboratorio, donde propone situaciones que los participantes creen que pueden afrontar y controlar, frente a otras totalmente nuevas e incómodas que inducen respuestas, tanto emocionales como fisiológicas, a un estrés percibido como amenaza. Y ha descubierto que cuanto mayor es el control y los recursos con los que sentimos que contamos (lo que llamamos «mentalidad de desafío»), más positiva es nuestra respuesta al estrés. Las respuestas a un estrés percibido como reto se caracterizan por que existen más emociones positivas y un mayor bombeo de sangre del corazón (gasto cardiaco), frente a la vasoconstricción (contracción de los vasos sanguíneos) que experimentamos cuando el estrés se percibe como una amenaza. Incluso interpretar un estresor como un desafío, en vez de como una amenaza, se relaciona con la presencia de telómeros más largos, lo que, como sabemos, está vinculado a la longevidad y la vitalidad.[4]

Muchos nos sentimos amenazados por la propia respuesta al estrés. Pero la ciencia nos demuestra que, con un poco de práctica, podemos manipularla. Aprender a considerar el estrés una fortaleza lleva a una mentalidad y fisiología de desafío, y a un mejor afrontamiento.[5] Y lograrlo puede ser tan sencillo como decirnos a nosotros mismos que nuestra respuesta al estrés nos está ayudando.

En un estudio clásico, Mendes y sus compañeros enseñaron a los estudiantes a ver su respuesta al estrés como algo que les ayudaría a aprobar un examen importante, y los resultados fueron realmente mejores; ¡al contrario que con la prueba de ansiedad![6] La doctora Alia Crum, investigadora de Stanford, desarrolló una escala para medir la actitud ante el estrés (Stress Mindset Measure) a fin de ayudar a las personas a evaluar sus creencias sobre el estrés.[7]

TU ACTITUD ANTE EL ESTRÉS

¿Qué puntuación le das a cada afirmación en una escala de 1 (de ningún modo) a 10 (totalmente de acuerdo)? Piensa en situaciones estresantes, no en un estrés tóxico crónico

EL ESTRÉS ES PERJUDICIAL	**Escala (1-10)**	**EL ESTRÉS ES BENEFICIOSO**	**Escala (1-10)**
El estrés debería evitarse por completo		El estrés debería buscarse y utilizarse	
El estrés inhibe mi aprendizaje y crecimiento		El estrés mejora mi aprendizaje y crecimiento	
El estrés merma mi salud y vitalidad		El estrés mejora mi salud y vitalidad	
Puntuación total:		**Puntuación total:**	

La doctora Crum descubrió que nuestra actitud ante el estrés es maleable: si se informa a las personas sobre los efectos nocivos del estrés, les va peor. Si les hablas de los beneficios del estrés, tienden a mejorar. Es así de sencillo. Cuando nos centramos en los beneficios del estrés, nos sentimos menos estresados por este, prestamos más atención a las señales positivas que a las amenazadoras y abordamos las situaciones con más confianza, en lugar de evitarlas. Con creencias positivas sobre el estrés, las personas se sienten más comprometidas con su trabajo y tienen más emociones positivas y menos reactividad fisiológica. ¡Lo que te dices a ti mismo es importante! Si has sacado una puntuación alta en el lado perjudicial de la escala de la actitud ante el estrés, podrías centrar más la atención en sus beneficios y recordarlos justo antes de enfrentarte a una situación espinosa.

Así que, ante todo, cuando notes que se pone en marcha tu respuesta al estrés (aumento del nivel de alerta, corazón acelerado, palmas de las manos húmedas, mucha energía o nerviosismo), recuerda que la capacidad de dar una respuesta al estrés ante una situación difícil es una fortaleza, no una debilidad. Piénsalo de este modo: pedir ayuda cuando tienes dificultades es una fortaleza (algo que oímos mucho durante la pandemia); en este caso, es tu cuerpo el que pide la ayuda que necesita en ese momento estresante para poder ser más fuerte. A Steven le ayudó mucho replanteárselo así. Cuando empezó a pensar en su respuesta al estrés como algo que estaba diseñado para ayudarle a afrontar los retos de su nuevo trabajo, los momentos de mucho estrés no le parecieron tan tóxicos. Incluso fue capaz de aceptarlo con agrado («¡Muy bien, vamos! ¡Lléname de energía!»), y se recuperó más rápido después.

El cuerpo está hecho para recuperarse rápidamente del estrés. El sistema nervioso humano puede volver a su estado basal (valores de referencia) en cuestión de minutos, y la mayoría de las hormonas vuelven a sus niveles normales en media hora (las citocinas inflamatorias se quedan un poco más, por si fueran necesarias para la cicatrización de heridas). Esa es la regla de oro de una respuesta saludable al estrés: recuperarse rápidamente del estrés agudo. Tú ya tienes esta capacidad, así que lo único que tienes que hacer es no entorpecer al cuerpo y dejar que haga lo que está programado para hacer. Y le será mucho más fácil «bajar» cuando toca y de forma saludable si ha percibido la experiencia como un reto en vez de como una amenaza. El residuo biológico y mental de una experiencia vivida como una amenaza permanece, volvemos a pensar en ella una y otra vez y la revivimos. Los retos son distintos. Son como escalar una montaña: llegamos a la cima y luego bajamos por el otro lado.

A medida que vaya pasando lo que queda de esta semana, me gustaría que recordaras esto:

> Mi respuesta al estrés es una ventaja: me ayuda a afrontar los retos.
>
> Puedo recuperarme rápidamente del estrés: mi cuerpo está hecho para eso.

Entender la biología humana (es decir, que el estrés no es en sí mismo malo para la salud ni es algo que haya que evitar, y que tu respuesta natural al estrés no es «incorrecta») es fundamental para pasar de reaccionar ante una amenaza a responder a un reto. Esto ayudó a Steven a ser menos reactivo ante el estrés que experimentaba y la forma en que respondía. Cuando comprendió su utilidad, fue menos autocrítico y más tolerante. Pero tenía que hacer algo más. La temporada electoral era una cosa, ya que unos meses de mucho estrés no dañan a nadie de forma irreparable, pues el cuerpo tiene una gran capacidad para recuperarse del estrés. Pero un mandato de cuatro años (o más) era preocupante. Los estresores asociados a ese trabajo no iban a desaparecer, de manera que si quería que su carrera fuera sostenible desde el punto de vista de su salud, iba a tener que afrontarlos de otro modo. Pero ¿cómo se hace ese cambio?

Deja de percibir el estrés como una amenaza

Para Steven, gran parte del reto consistía en desempeñar un papel nuevo con el que no estaba familiarizado. Todos podemos sentirnos amenazados si nos presionan al enfrentarnos a lo desconocido. Un resultado decepcionante en una iniciativa laboral, un momento difícil durante la crianza, una pelea con alguien importante para nosotros… todo esto, y mucho más, puede hacernos sentir que hemos fracasado o que estamos fracasando en algo fundamental.

Lo primero que tenemos que hacer es entender que el fracaso forma parte del éxito. Puede parecer que el camino más fácil es evitar situaciones nuevas, minimizar el riesgo y evitar el dolor. Cada vez que intentes algo que valga la pena (una carrera científica o política; lanzar un negocio; ser madre o padre), los errores serán inevitablemente una parte importante del camino. Cometer errores es algo habitual, general, forma parte de la senda del crecimiento. Al considerar las posibilidades de lo que puede ocurrir, debes pensar en el fracaso como algo normal, razonable, en vez de como algo catastrófico o personal. Sabemos que las personas con éxito asumen riesgos: se exponen a experimentar múltiples fracasos. Pero el único fracaso real es renunciar a algo que requiere perseverancia. Saber que los errores y los fracasos forman parte del proceso de consecución de objetivos nos ayuda a concebir el estrés como un reto en vez de como una amenaza.

CREENCIA: ESTRÉS COMO AMENAZA

Si fracaso, es que no estoy hecho para esto.

REPLANTEAMIENTO

Si fracaso, es que estoy ante un desafío.

Steven se dio cuenta de que, en política, el fracaso era la norma, no la excepción (al igual que en los negocios, las artes, los descubrimientos científicos, etc.). La mayoría de las iniciativas que emprendía no salían adelante: la oposición política, las restricciones presupuestarias y los referendos de los votantes determinaban lo que realmente se hacía. Por cada éxito se enfrentaba a diez fracasos, y eso formaba parte de ser un líder municipal eficaz. Sus fracasos eran una señal de que estaba trabajando por algo que valía la pena. Con este cambio de mentalidad, el fracaso dejó de ser una amenaza. Fue capaz de vivir el estrés como un motor, como algo que le motivaba, en vez de verlo como un depredador que lo perseguía. ¡Adiós a la gacela!

CREENCIA: ESTRÉS COMO AMENAZA

No lo voy a conseguir.

REPLANTEAMIENTO

Tengo lo que necesito para conseguirlo.
Y si me cuesta, puedo pedir ayuda.

Un motivo por el que te puedes sentir totalmente atormentado al desempeñar tus funciones es que en tu diálogo interior te estés diciendo justo lo contrario de lo que serían pensamientos útiles propios de una mentalidad de desafío: que no lo haces lo suficientemente bien, que no mereces tu puesto, que estás fuera de lugar, que no estás a la altura. En casos extremos, todo esto puede desembocar en el síndrome del impostor: te consideras un fraude y temes que te descubran. Esto sí podría frustrarte. Impedir que te pongas metas profesionales. Este síndrome está estrechamente relacionado con la baja autoestima, la falta de confianza en uno mismo y la falta de autocompasión, y te puede hacer rendir por debajo de tus posibilidades y sufrir un síndrome de agotamiento.[8] Puede provocar tanto miedo al fracaso como miedo al éxito.[9]

Y lo más curioso del síndrome del impostor es que ni siquiera importa cuántas pruebas tengas de que realmente estás teniendo éxito: se trata de un síndrome que se da con frecuencia en personas que han obtenido grandes resultados, e incluso en las que se encuentran en la cima de su profesión. Alrededor del 30% o más de los estudiantes de Medicina, residentes de cirugía y adjuntos padecen este síndrome.[10]

El síndrome del impostor alimenta la mentalidad de amenaza. Es como estar en terreno inestable: cuando lo que más te preocupa son todas las razones por las que no tienes la suficiente capacidad, la suficiente experiencia o la suficiente «lo que sea» para conseguir lo que te propones, es imposible sentirse el león.

El diálogo interior es un recurso sencillo pero muy poderoso de nuestra mochila: la forma en que nos hablamos a nosotros mismos puede amplificar el estrés o llevarnos directamente a un estado de mayor tranquilidad.

Casi todos hemos pensado alguna vez: «No lo merezco»; «no debería estar aquí»; «no lo hago tan bien como debería». Este tipo de diálogo interior aplica tanto para un trabajo como para un examen o un logro personal. Para contrarrestar este falso pero habitual autosabotaje, dirige tu atención a tu brújula interna: júzgate en comparación con tu rendimiento anterior, no en función del rendimiento o las expectativas de los demás ni basándote en normas demasiado rígidas o perfeccionistas.

Aunque Steven era nuevo en la política, tenía las habilidades y competencias necesarias para el éxito. Por fin dejó de hacerle caso a esa voz interior que le decía que al final demostraría ser un impostor. Antes no paraba de pensar en todos los conocimientos que había adquirido en su trabajo anterior y de los que carecía en este. Pero Steven había desarrollado otras habilidades fundamentales que le hacían especialmente adecuado como alcalde y en las que no se había parado a pensar: se le daba bien encontrar puntos en común, aprendía rápido, se comunicaba con claridad y era capaz de resolver problemas de forma innovadora. Cuando pensaba en estas habilidades antes de una conversación difícil, un debate público u otra tarea estresante y recordaba las otras veces que había tenido éxito en una situación similar, se sentía menos inquieto.

CREENCIA: ESTRÉS COMO AMENAZA

Si no saco esto adelante, se perderá todo.

REPLANTEAMIENTO

Yo lo haré lo mejor que pueda; el resto no depende de mí.

Los investigadores han estudiado los efectos de un cambio de perspectiva llamado «autodistanciamiento espontáneo». En muchos estudios, esta técnica ha reducido la reactividad ansiosa y emocional ante futuros factores estresantes.[11] ¿Qué es «autodistanciarse»? Significa que algunas personas, cuando se sienten estresadas por algo que va a ocurrir, en lugar de considerarse inmersas en esa situación, prefieren ver las cosas desde fuera, observarse a sí mismas desde una cierta distancia. Ven la situación en su conjunto y su cuerpo responde con más calma al factor estresante. La lección: si puedes «zafarte» de la importante tarea que estás haciendo y recordar qué es lo importante en ella y para quién, podrás sentir un reto más positivo y una amenaza menos tóxica.

Una de las mejores formas de lograr un distanciamiento psicológico saludable es poner algo de tiempo entre la situación estresante y tú. No puedes viajar en el tiempo, claro, pero sí puedes hacerlo con la mente.

Piensa en el futuro y pregúntate: «A largo plazo, ¿qué importancia tendrá esto? ¿Cuánto me afectará dentro de una semana? ¿En un mes? ¿En un año? ¿En una década?».

Tiene su chiste; mi hijo ha aprendido a responderme con una de mis preguntas y, a veces, cuando me desahogo sobre una situación mientras cenamos, me dice: «Mamá, ¿qué importancia tendrá eso dentro de cinco años?».

Supone siempre una forma de reiniciarnos totalmente. Reduce la importancia de la situación. Sigue estando ahí, pero sin ocupar tanto espacio en mi mente ni en mi vida. Cuando los factores estresantes crecen tanto que empiezan a llenar toda tu visión, es hora de revisar la perspectiva. Muchas veces te darás cuenta de que los próximos acontecimientos estresantes han adquirido en tu mente un tamaño y un peso que no merecen. Solo tenemos una vida, y si mantenemos una perspectiva saludable, la viviremos como un reto, en lugar de sentirnos amenazados.

CREENCIA: ESTRÉS COMO AMENAZA

Esto es muy estresante. Odio esta sensación.

REPLANTEAMIENTO

¡Esto es emocionante! ¡Me encanta!

Esto puede parecer demasiado fácil para ser real. Pero el mero hecho de decirte a ti mismo que algo es emocionante, en vez de amenazador, puede ayudarte a vivir una experiencia positiva del estrés. Hasta ahora, las afirmaciones para cambiar la forma de ver el estrés o replantearlo se han probado en treinta y seis estudios.[12] A veces, estas afirmaciones pueden mejorar la respuesta del sistema nervioso autónomo, pero siempre mejoran el estrés emocional. Dicho de otro modo, las ideas que tengas sobre el estrés pueden reducir significativamente el estrés negativo y ayudarte a rendir más.

Esto puede pasar por ver el estrés como algo que mejora la vida (mentalidad positiva ante el estrés); ver la respuesta física al estrés como algo que mejora el rendimiento («Las palmas de las manos sudorosas y el ritmo cardiaco elevado me están ayudando, ¡mi cuerpo está activo!»), o considerarte una persona capacitada y preparada, en vez de amenazada. Si puedes dedicarle tiempo, la práctica regular del mindfulness puede ayudarte a convertir la «amenaza» en «reto»; en un estudio que llevamos a cabo en la Universidad de California en San Francisco, descubrimos que la práctica de la atención plena permitía que los participantes mantuvieran niveles más altos de emociones positivas de «desafío» (como sentimientos de entusiasmo y confianza) después de someterse a un factor estresante, y que presentaban un mayor gasto cardiaco y menos vasoconstricción.[13] El mindfulness enseña metacognición (la capacidad de observar la propia mente), lo que facilita la adopción de replanteamientos.

Así que tienes que saber esto: hasta cierto punto, ¡puedes moldear tu propia respuesta al estrés! Puede que sientas una descarga de adrenalina en el trabajo, pero tú puedes elegir cómo interpretar la respuesta natural que tu cuerpo da ante el estrés y mejorar cómo se desarrollan las cosas.

Antes de pararse a pensar en ese replanteamiento de cambiar la amenaza por el reto, Steven ni siquiera se había dado cuenta de que una buena parte de su estrés —que él percibía como una amenaza— se debía a un gran problema: se había propuesto un objetivo imposible. «Hacer feliz a todo el mundo». Estaba acostumbrado a hacerlo en el mundo de la publicidad, donde el objetivo era tener clientes contentos. Pero dirigir una ciudad era algo totalmente distinto. Tenía que replantearse radicalmente su idea del éxito, y decidió que si lograba algo para mejorar la ciudad en sus cuatro años de mandato, lo consideraría una victoria.

Al final, hubo más fracasos que victorias a lo largo de los cuatro años, y, sí, fueron estresantes. Pero él había adoptado una mentalidad positiva ante el estrés y veía los retos como el camino hacia el éxito, puentes que había que cruzar en la senda que llevaba a lo que sí conseguía hacer, y gracias a esto Steven podía reaccionar ante ellos de otra manera. En lugar de sentirse constantemente estresado, atacado y agotado en el trabajo, casi siempre estaba motivado y lleno de energía, y si alguna vez notaba que se estaba desviando hacia la peligrosa «zona mental roja», volvía a pensar en estos replanteamientos para volver al buen camino.

Al cabo de cuatro años, por más que no hubiera contentado a todo el mundo, Steven fue reelegido. En su segundo mandato se enfrentó a un nuevo elemento de la resiliencia ante el estrés: no identificarse excesivamente con el papel de alcalde. Este es el último cambio de actitud mental (quizá el más difícil) que debemos hacer para convertirnos en el león: no vincular nuestra identidad y autoestima a un papel o faceta concretos de nuestra vida.

No lo apuestes todo a una carta

Si te gusta el baloncesto, quizá conozcas a Kevin Love, poste alto de los Cleveland Cavaliers. Love es un deportista de éxito: ha sido cinco veces All-Star de la NBA, ha ido a los

Juegos Olímpicos y ganó un campeonato de la NBA con los Cavaliers en 2016. También es hijo de un jugador de la NBA. Ha sido reconocido por sus logros en el deporte casi toda su vida. Yo tuve el honor de hablar con él en un programa radiofónico que presentó el Commonwealth Club y así supe de su experiencia con el síndrome del impostor y el «estrés vivido como una amenaza a la identidad».[14] Todo empezó con un grito de socorro de su sistema nervioso.

En 2017, durante un partido que jugaban en casa contra los Atlanta Hawks, Love sufrió un ataque de pánico. En un artículo que publicó unos meses después describió una tormenta perfecta de estrés y presión previa al partido: problemas interpersonales con su familia, problemas para dormir y altas expectativas sobre su rendimiento en el partido que temía no poder cumplir.[15] Su lucha personal comenzó en cuanto empezó el partido. Se sentía agotado y sin aliento. No dejaba de fallar en sus tiros y tenía la sensación de que el cerebro le daba vueltas. Al final, abandonó la cancha con el corazón acelerado y acabó en el hospital, donde le hicieron una serie de pruebas. Se encontraba bien. Pero en el siguiente partido le ocurrió lo mismo.

Love empezó a ir a terapia después de sus ataques de pánico y se dio cuenta de que gran parte del inmenso estrés que sufría se debía a lo estrechamente ligada que estaba su identidad a su profesión y su rendimiento. Quiso compartir su experiencia porque esperaba que pudiera ayudar a otros deportistas o a cualquier persona cuya autoestima dependiera en gran medida de su rendimiento en un ámbito concreto de su vida. Su idea era que si uno se identifica como un gran jugador de baloncesto y juega un mal partido, se siente desolado. Es difícil recuperarse. «Cuando no era capaz, no sentía que tuviera éxito como persona», escribió.

Si creemos que algo está atacando nuestra identidad, nos comportamos como la gacela. Así que si te sientes como la gacela y no sabes a ciencia cierta por qué, párate un momento a pensar: «¿Qué hay en esta situación que hace que mi sentido de identidad se sienta amenazado?». La receta perfecta para sentirse amenazado es que toda tu identidad se vea amenazada y que lo hayas apostado todo a una sola carta. Puede que lo que más valores (o lo que creas que los demás valoran de ti) sea tu capacidad para ser un buen padre, o quizá sea tu capacidad para ganar mucho dinero, o tal vez sea que siempre obtienes grandes resultados en los plazos establecidos. Sea lo que sea, es posible que los baches y contratiempos que son normales en el desempeño de estas funciones te afecten con más intensidad y frecuencia. Cuando está en juego «quién eres», tu «estatus» se ve amenazado, y tu cuerpo responderá como si lo estuvieran atacando.

Hay un mensaje cultural que todos recibimos y que da forma a nuestros valores de un modo inconsciente, y es que tenemos que conseguir, adquirir y ser capaces de forma excepcional para tener valor. Esto nos lleva a sentir una baja autoestima ante cualquier contratiempo, sobre todo cuando está vinculado a un resultado (cumplir un plazo, realizar una venta, publicar un estudio, etc.). ¿Y cuál es la solución?

Diversificar.

No me refiero a hacer más, sino a recordar todas las demás cosas que eres. Nadie es una única cosa. Como dice Love: «Lo que haces para ganarte la vida no tiene por qué definir quién eres».

Acuérdate de todo lo que te importa y los otros roles que desempeñas en la vida, además del rol que esté en juego. Así fue como Steven salió de un ciclo de estrés crónico mientras afrontaba su segundo y tercer mandatos. Mucha gente vinculaba su identidad al puesto de alcalde, y parecía que solo lo valoraban y respetaban por eso. Pero si él se veía de ese modo, la perspectiva de perder el cargo era devastadora. Así que cuando surgían grandes retos en el trabajo —que podían influir en futuras elecciones—, Steven afrontaba el estrés recordándose a sí mismo todo lo demás que era: era un padre maravilloso y un marido cariñoso; era un miembro activo de la comunidad que colaboraba con varias juntas y organizaciones de voluntarios; era un buen hijo que se encargaba de la atención sanitaria y la economía de sus padres ancianos. Su identidad (y su valor para el mundo en general) tenía muchas facetas. No podía reducirse a un solo papel.

Una táctica poderosa en este caso es utilizar «afirmaciones de valor» para reorientarte hacia tu brújula interior y ayudarte a recordar todo lo que ya haces. Algunas personas creen que las autoafirmaciones (afirmaciones positivas sobre uno mismo) son algo cursi y sin sentido, y se sienten cohibidas al hacerlas. Lo entiendo: las autoafirmaciones me recuerdan a Stuart Smalley, un personaje de una famosa escena cómica de *Saturday Night Live* que cada semana decía: «Soy bueno, soy listo y, qué carajo, ¡a la gente le gusto!». Pero yo no me refiero a este tipo de afirmación. La ciencia demuestra que las afirmaciones de valor —en las que escribes los valores fundamentales que impulsan tu vida y luego enumeras todas las formas en las que vives y encarnas esos valores— son muy poderosas. Son mucho más eficaces que las afirmaciones positivas generales sobre nosotros mismos (¡lo siento, Stuart!). Cuando sentimos que nuestra integridad personal y nuestro ego se ven amenazados, podemos mitigar la tensión recordándonos nuestros valores fundamentales y las formas en las que ya estamos trabajando para conseguir lo que más nos importa.[16]

Las investigaciones al respecto son apasionantes: la afirmación de valor ayuda a mejorar las notas de los estudiantes, sobre todo de los estudiantes negros e hispanos, e incluso aumenta el rendimiento de los médicos residentes.[17] Puede mitigar los efectos de las hormonas del estrés, como el cortisol y las catecolaminas. El doctor David Creswell, investigador de la Universidad Carnegie Mellon, quiso poner a prueba los efectos de la afirmación. En su estudio, mujeres con cáncer de mama escribieron, cada semana durante tres semanas, sobre cómo afrontaban el cáncer, y luego se analizó lo que habían escrito en busca de autoafirmaciones; por ejemplo: «Recé más que nunca. La oración siempre ha sido uno de mis puntos fuertes». Las que escribieron más autoafirmaciones gozaban de mejor salud tres meses después.[18]

Luego quiso comprobar si las afirmaciones podían «verse» en la actividad cerebral, y descubrió que las afirmaciones de valor activan las áreas de recompensa del cerebro (corteza prefrontal ventromedial), igual que pensar en el sexo o en recuerdos felices. Con la práctica, pensar de este modo te vacuna contra la respuesta de tipo amenaza.[19]

¡Inténtalo! Elige unos cuantos valores o puntos fuertes personales, posiblemente de la lista que encontrarás a continuación, y párate a pensar por qué cada uno de ellos es importante para ti y cómo lo encarnas.

MIS VALORES FUNDAMENTALES

Elige tres valores (de las ideas de abajo) que tengas en tu vida y piensa en un ejemplo de cómo los vives:

- Creatividad, don artístico/musical
- Comunidad, relaciones
- Ser un buen amigo o familiar
- Adquirir conocimientos, curiosidad
- Ayudar a los demás, justicia social, equidad
- Honradez, integridad, principios morales
- Coraje, valentía
- Amabilidad, generosidad, compasión
- Naturaleza, medioambiente, sostenibilidad
- Espiritualidad, religión

Cuando tienes claro de dónde proceden realmente tu valía y tus valores, estás mucho más preparado fisiológicamente para interpretar el estrés como un reto y recuperarte de él más rápido. La capacidad de ver las distintas facetas de tu identidad es un elemento fundamental para desarrollar la resiliencia que protege del estrés, ya que si algo supone una amenaza para una parte de tu vida, te darás cuenta de que no se trata de una amenaza dirigida a todo tu ser.

En los retiros de gestión del estrés que dirijo hacemos prácticas sobre esta cuestión de la «diversidad de identidades», de forma que los participantes lleguen a ampliar el sentido de sí mismos hasta abarcar todo lo que son. No queremos que la autoestima dependa de una pequeña parte de nosotros mismos, sino que queremos abarcar todo lo que somos, todos los días.

Y no es únicamente una cuestión de lo que haces y valoras; con que seas tú mismo es suficiente. Por más que los mensajes que recibimos de la sociedad nos digan que solo somos nuestros logros, no se nos puede olvidar que todos tenemos un valor natural e inherente a nosotros mismos y que, si lo recordamos, podemos tener una identidad expansiva. En nuestros retiros, damos a los participantes un mantra al que pueden recurrir: «Yo valgo». Repítelo cuando creas que un problema está atacando, agrediendo o amenazando un ámbito de tu vida. Esa breve frase encierra la certeza de que eres muchas cosas e intrínsecamente digno e importante, pase lo que pase.

«Valgo, tengo y hago lo suficiente».

Dado el sexismo implícito y explícito que encontramos a lo largo de la vida, en todos los estudios que he visto, las mujeres desarrollan una visión más negativa de sí mismas, interpretan el estrés con más dureza y tienen niveles medios de estrés más altos. Cualquier persona con una identidad social marginada se enfrenta a este mismo reto, ya que puede haber interiorizado estigmas y mensajes dañinos. Por eso es especialmente importante que examinemos lo que nos decimos a nosotras mismas. Puede que la voz de tu autocrítica sea tan fuerte y frecuente que ya ni siquiera la percibas porque la has aceptado. Tina Fey, la cómica que empezó en clubes de improvisación y luego saltó a la fama en *Saturday Night Live*, me ha hecho reír muchas veces. Y hay una cosa que dice que me llega muy hondo: «No deja de sorprenderme Tina Fey. Y eso que *yo soy* Tina Fey».

En los retiros, les pido a los asistentes que repitan estas frases poniendo cada uno su nombre. «Al principio es muy incómodo, pero inténtalo. Cada uno de ustedes ha sobrevivido a innumerables dificultades, pérdidas y rechazos en la vida. Y aquí sigues, esforzándote al máximo, tratando de hacerlo mejor. Dilo otra vez. ¿Hasta qué punto te lo crees de verdad?».

Una participante en uno de mis talleres, Cathy Caplener, me dijo una vez —medio en broma, pensé yo— que iba a poner una gran valla publicitaria con enormes letras mayúsculas que dirían *YOU ARE ENOUGH* («ERES SUFICIENTE»). Sin publicidad, sin página web, sin nada que vender. Quería que la gente lo leyera y supiera que a alguien le importaba lo suficiente como para comprar ese espacio publicitario y difundir ese mensaje para contrarrestar esta mentalidad que nos presiona a hacer más, a conseguir más, a ganar más y a mejorar para sentir que valemos.

Le dije que era una idea fantástica, aunque me preocupaba que la gente no lo entendiera. Pero me equivoqué. Un año después, Cathy tiene quince vallas publicitarias en Los Ángeles y Silicon Valley. Hay gente que ve una de las vallas, copia el mensaje y luego la busca para contarle cuánto le impactó. Parece que el mensaje cala especialmente entre las personas que tienen depresión y tendencias suicidas; muchos le han dicho que el mensaje los salvó. Actualmente está trabajando con organizaciones que quieren patrocinar más vallas publicitarias con el mensaje. La propia Cathy ha luchado contra la ansiedad y la depresión, y este mensaje («eres suficiente») la ha ayudado.

«Quería darle un abrazo a la gente —dice—. Y ahora la gente está conmigo haciendo lo mismo, difundiendo carteles con nuestra campaña Giving Purpose».[20] Cathy espera que llegue a haber al menos uno en cada estado.

Cuando diversificas y validas tu sentido más íntimo de autoestima, ya no te sientes amenazado con tanta facilidad por el estrés. Ahora lo verás como un reto… que es exactamente lo que queremos.

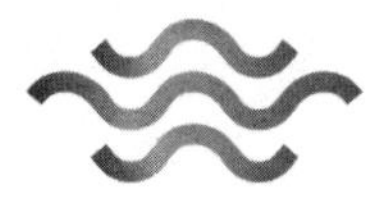

EJERCICIO DE HOY

NO CORRAS... RUGE

HABILIDAD PARA LLEVAR EN TU MOCHILA: AFRONTA EL MOMENTO Y RECUPÉRATE BIEN

Párate un momento a pensar en una situación que vaya a producirse dentro de poco y te preocupe. Podría ser una reunión importante, una presentación o un proyecto; o también podrías pensar en un pequeño problema cotidiano, como un atasco, una reunión social o una discusión. Piensa por qué te resulta estresante, qué es lo que está en juego. Ahora, pensando en eso, haz lo siguiente:

Crea un escudo antiestrés: tu receta personal para vacunarte contra el estrés

Puedes conseguir que el estrés no penetre en tus células si cuentas con un escudo de confianza, y por eso vamos a centrarnos en los recursos que tienes para hacer frente a esa situación.

En la página siguiente, anota tres o más razones por las que estás preparado para esa situación: puedes incluir habilidades, recursos o apoyo de otras personas, o recordar ocasiones similares en las que superaste algo así. Enumera las razones por las que cuentas con los recursos necesarios para manejar esa situación. ¿No estás seguro? Pues créeme: con solo pensarlo ya puedes hacerlo más probable. Enfréntate a la situación estresante con confianza y pensando que puedes con ella: «Tengo todo lo que necesito para hacerlo».

Escudo contra el estrés: lo tengo superado porque...

Después de escribir las afirmaciones de tu escudo antiestrés, cierra los ojos e imagínate a ti mismo en la situación que te estresaba, de la forma más vívida posible. Con estas afirmaciones en mente, imagina un resultado positivo en el que lo has hecho lo mejor que has podido.

EJERCICIO EXTRA

Recuerda quién eres desde una perspectiva global: pensando en la situación estresante que se avecina, recuerda algunos de los valores fundamentales que encarnas y que no tienen nada que ver con esta situación (consulta la lista de valores fundamentales de la p. 122). Tu identidad multidimensional puede amortiguar el sentimiento de amenaza que te provoca esa situación.

Aumenta la perspectiva temporal: mira esa situación (¡aunque aún no haya sucedido!) con los ojos reflexivos del futuro. ¿En qué medida te afectará dentro de un año? ¿Dentro de cinco años? ¿En diez años? La mayoría de las veces, la respuesta es que ese acontecimiento no tendrá ninguna repercusión en nuestras vidas dentro de un año. Con todo, siempre existe la posibilidad de que sí lo tenga, en cuyo caso lo que está en juego es realmente importante. Pero, aun así, recuerda: lo único que está en tu mano es hacerlo lo mejor que puedas; no intentes controlar lo demás.

SOLUCIÓN DE PROBLEMAS

Cuando es difícil superar la amenaza que supone el estrés

Las frases de desafío, los cambios de perspectiva y la afirmación de valores nos ayudan a dar menos vueltas a las cosas y a resolver las situaciones en la mente. Estas prácticas pueden ayudarnos a sentirnos en calma, a reducir el cortisol extra durante el periodo previo al acontecimiento (el estrés anticipatorio habitual) para que podamos estar en el presente y ser el león si eso es lo que hace falta. Pero, a veces, el cuerpo no coopera y nos entra la ansiedad, entramos en pánico, se nos acelera el corazón... ¿Y entonces? En ese momento, prueba las tácticas de este capítulo:

¡Usa la energía del cuerpo! Esa sensación de estrés que experimentas cuando estás en el meollo del asunto (la energía nerviosa, una oleada de adrenalina, la rapidez mental, el ritmo cardiaco elevado) puede ser una ventaja que te empodere y te dé energía, sobre todo si te lo planteas así. Visualiza lo que hace tu cuerpo cuando prepara la respuesta a un desafío: envía más sangre y oxígeno al corazón y al cerebro; aumenta tu energía al poner en circulación más glucosa; crea una actitud de energía positiva y creativa; crea las condiciones para que te concentres y hagas lo que necesites para tener éxito. Se trata de «energía regenerativa», no de energía agotadora. Recuérdatelo a ti mismo: «Este estrés es un potente recurso energético que me va a ayudar a hacerlo bien. ¡Mi cuerpo está entusiasmado!». Elige ese pensamiento positivo u otra afirmación propia del estrés como desafío que hayas visto en este capítulo, o crea una propia: **«Te estás convirtiendo en el león».**

De «¿por qué a mí?» a «¡ponme a prueba!». Trabajamos en esto el Día 1, pero, como ya comentamos, nunca podemos dejar de tener expectativas. Sería bueno que aprendiéramos a darnos más cuenta de cuándo estamos demasiado apegados a nuestras expectativas, de forma que podamos abandonarlas, para no experimentar una respuesta de tipo amenaza cuando las cosas no salgan como esperábamos. Y cuando eso ocurra, cambia el guion: si te sientes víctima de las circunstancias («¿por qué a mí?»), piensa: «¡Ponme a prueba!». Piensa en todas las situaciones a las que ya has sobrevivido: toda esa experiencia y esa sabiduría que te has ganado con tanto esfuerzo forman parte de ti. Tu actitud mental ante el estrés moldea tus pensamientos y tu experiencia de la realidad, incluidas tus respuestas fisiológicas a los acontecimientos. Acércate a la situación con la mentalidad de «¿qué más tienes para mí, universo?» y verás lo diferente que puedes sentirte.

DÍA 4

ENTRENA LA RESILIENCIA

Evy Poumpouras es una antigua agente especial del servicio secreto, una carrera en la que hay que estar preparado para recibir un balazo, literalmente. La incertidumbre es un hecho; la resiliencia, fundamental. No hay que subestimar a Poumpouras, que con su metro sesenta, su coleta rubia y un delineado de ojos de gato impecable, ha protegido a Bill Clinton, a quien le encantaba meterse entre multitudes sin vigilancia, ha guiado a George W. Bush entre la muchedumbre en Egipto y ha viajado por todo el mundo con Barack Obama. El 11 de septiembre de 2001 se encontraba en el World Trade Center y, en lugar de alejarse del desastre, corrió hacia él, lo que le valió la Medalla al Valor del Servicio Secreto de Estados Unidos. En la actualidad, es una conferenciante sobre resiliencia mental muy solicitada. ¿Su consejo para las situaciones estresantes? «Aceptar y adaptarse». No luchar contra circunstancias que no se pueden controlar. Aceptar la realidad, adaptarse rápidamente y resolver los problemas a partir de ahí.

Es un buen consejo, pero ¡es más fácil decirlo que hacerlo! ¿Qué podemos hacer para cultivar este tipo de mentalidad y estar preparados cuando el estrés de la vida se nos eche encima? Una de las prácticas de resiliencia favoritas de Poumpouras es sorprendentemente sencilla: se baña con agua fría.

¿Y por qué iba a ayudar eso? Bueno, Poumpouras dice que empezó a hacerlo porque le daba miedo el frío. Lo odiaba y lo evitaba. Pero no quería que la aversión o el miedo a la incomodidad le impidieran hacer nada. Así que empezó a bañarse con agua fría todos los días para enseñarles a su cerebro y a su cuerpo que podía soportar bien el frío. Y después se sintió más fuerte.

De hecho, la ciencia apunta a que después se es más fuerte. Al meterse en el agua fría, se expone al cuerpo a un menor factor de estrés que es manejable. El sistema nervioso simpático se activa y luego se recupera. Y creemos que en el proceso de activación aguda y posterior recuperación reside un elemento biológico crucial de la resiliencia ante el estrés.

Hasta ahora nos hemos centrado principalmente en cómo responder a los factores estresantes a medida que surgen y en cómo gestionar mejor esa respuesta. Pero gran parte de la resiliencia frente al estrés se logra cuando te entrenas antes de que lleguen esos estresores. Se trata de trabajar en tu respuesta al estrés cuando no es un momento de gran estrés. Para hacerlo, se estresa el cuerpo a propósito.

No me refiero a inducir un estrés psicológico a largo plazo, sino a ráfagas cortas y concentradas de estrés agudo, del tipo de estrés del que podemos recuperarnos fácil y naturalmente, como puede ser una breve sesión de ejercicio o zambullirse en agua fría para nadar. Exponer el cuerpo a un estrés positivo manejable hace exactamente lo contrario que el estrés tóxico a largo plazo: mejora la salud y la vida útil regenerativa de las células, en lugar de desgastarlas lentamente. A esto lo llamamos «hormesis», y es un término que todos deberíamos conocer porque está relacionado con la forma de aprovechar el estrés para bien.

El término *hormesis* se refiere a algo que a grandes dosis sería perjudicial, pero que a dosis bajas es bastante beneficioso. Lo podríamos comparar, por ejemplo, con pasarse el día bebiendo café o tomarse un único expreso. Lo primero no es que sea muy bueno, y seguramente nos produciría nerviosismo y ansiedad, mientras que lo segundo tiene beneficios para el estado de ánimo y la salud. Creemos que con el estrés ocurre lo mismo. No es que haya que estar todo el día rodeado de estrés, pero lo que sí podemos hacer es recibir «dosis» cortas e intensas que impulsen al organismo a iniciar procesos de recuperación que son beneficiosos para las células y las ayudan a ser más resilientes ante el estrés futuro.

Hormesis: un equipo de limpieza para tus células

Esto es lo que ocurre con la hormesis (que también se conoce como «eustrés» o con otros nombres más agradables, como «estrés positivo»): cuando nos exponemos a factores estresantes que somos capaces de manejar a corto plazo, las respuestas que da el cuerpo son distintas de las que activaría en caso de estrés crónico. Lo que queremos es que un interruptor del sistema nervioso encienda y apague claramente la respuesta al estrés: cuando se activa la respuesta del sistema simpático, se apaga la del parasimpático, y viceversa. Así, se produce un pico en el sistema nervioso simpático, seguido de una gran actividad en el sistema nervioso parasimpático para ayudar a cortar la respuesta al estrés (reacción del nervio vago). Esta respuesta reguladora del estrés es la que nos ayuda a recuperarnos; y no solo a recuperarnos, sino a recargar las pilas. Imagina que sales de ese baño helado y te arropas con una toalla calentita: estrés y recuperación. Sienta bien y es bueno para las células.

En las células, los procesos de hormesis pueden crear regeneración y rejuvenecimiento.[1] Queremos que una respuesta de estrés agudo ponga en marcha la maquinaria antienvejecimiento y presione el botón de «autolimpieza» de las células. La hormesis desencadena la autofagia, un proceso en el que las células activan su equipo de limpieza, que engulle los residuos de los procesos metabólicos del día y los recicla. Por ejemplo, en el caso de los gusanos, el calor activa las proteínas de choque térmico, que desencadenan la autofagia y, en consecuencia, ¡la longevidad! Con un poco de calor, los gusanos viven más tiempo.[2] Pero si se les da demasiado calor durante demasiado tiempo, el resultado es un funeral prematuro. Así que hay un punto concreto para la hormesis.

El proceso de hormesis funciona más o menos como una vacuna: recibes una microdosis del «virus» (el estrés) y así, cuando luego te enfrentas a un factor estresante similar, aunque más intenso, básicamente estás vacunado contra él. Al igual que el sistema inmunitario aprende a reconocer y combatir un virus, el organismo aprende a metabolizar el estrés. Cuando te enfrentas a un estresor, tu cuerpo dice: «Oye, yo esto ya lo he visto, y sé lo que tengo que hacer».

En el campo de la ciencia del estrés, sabemos desde hace tiempo que la exposición a factores estresantes breves supone que más tarde el organismo sea más resistente al estrés. Es una de las razones por las que creemos que las personas que han experimentado una adversidad moderada en una etapa temprana de su vida suelen tener una mayor tolerancia al estrés más adelante. Desde luego, hay muchos factores que influyen; la adversidad en edad infantil, cuando es crónica y se manifiesta en forma de inestabilidad a largo plazo, pobreza o abusos, puede tener el efecto contrario en la salud. Muchas mentes brillantes están estudiando cómo afectan las experiencias adversas de la infancia a la salud de las personas en la edad adulta y qué tipo de políticas públicas e intervenciones sanitarias pueden ponerse en marcha para detectar y tratar los efectos persistentes del estrés tóxico en la infancia. Así que cuando hablo de hormesis, no me refiero a este tipo de circunstancias perjudiciales, sino a adversidades manejables a corto plazo —en dosis pequeñas y repetidas— que pueden hacer que la mente y el cuerpo aprendan a metabolizar el estrés y recuperarse de él.

El estrés bueno y dónde conseguirlo

A tu cuerpo le encanta el estrés agudo. Este proceso de respuesta y recuperación (en el que actúa el sistema nervioso simpático y, después, el sistema nervioso parasimpático, lo cual desencadena la limpieza y reparación celular) es maravilloso para nosotros. De hecho, lo necesitamos. Igual que la casa necesita que la limpiemos con regularidad, las células también necesitan su limpieza, y el estrés agudo es uno de los procesos que la hacen posible. Es verdad que necesitamos descansar y relajarnos, pero también necesitamos estrés positivo. Lo cierto es que necesitamos ambas cosas. A medida que envejecemos, tendemos a tener un tono vagal más bajo en reposo, lo que comporta una lentitud en las respuestas autónomas al estrés, de modo que tenemos menos respuestas agudas de activación y desactivación del estrés en las ramas del sistema nervioso.[3] Esto hace que el estrés positivo sea aún más importante.

Si afrontamos a propósito «dosis» de estrés agudo repetidamente, aprovecharemos nuestra capacidad natural para fortalecernos. Sabemos que esto es beneficioso: es bueno para la salud y nos ayuda a afrontar el estrés en el futuro. En estudios con ratones y gusanos vemos que la exposición a breves episodios de estrés (hormesis) alarga la vida.

Por supuesto, hay diferencias biológicas entre los gusanos y los seres humanos. Por eso, una de nuestras principales investigaciones en el campo de la ciencia del estrés ha sido averiguar exactamente qué tácticas producen la respuesta hormética en el cuerpo humano.

La teoría del estrés positivo existe desde hace tiempo en el campo de la ciencia del estrés. De hecho, el primer artículo que escribí y publiqué como científica, allá por 1998, trataba sobre las respuestas positivas al estrés.[4] Las primeras investigaciones sobre el efecto hormético del estrés se basaban principalmente en células individuales o en animales, y los investigadores solían utilizar factores de estrés no naturales, como sacudidas, o exposición a rayos ultravioleta o sustancias químicas, que son estresores que los seres humanos evitamos. Sin embargo, una forma en la que los investigadores podían inducir de forma segura una respuesta hormética positiva en los seres humanos era a través del ejercicio.

En estudios de laboratorio hemos aprendido que existe una resistencia cruzada: las células expuestas a un tipo de estrés (exposición ultravioleta) son resilientes cuando se exponen a otro tipo diferente de estrés (calor). Han modificado su maquinaria celular para hacer frente a todo lo que se cruce en su camino. Eliminan más rápidamente los radicales libres. En otras palabras, las células expuestas a un tipo de estrés son más capaces de hacer frente a cualquier tipo de estrés.

Ahora veamos si esto sirve para los seres humanos: si te estresas con una actividad aeróbica, ¿respondes mejor al estrés psicológico? ¿Tus células parecen más jóvenes?

Muchos estudios han comparado a personas que están en forma con personas sedentarias y han descubierto que las primeras responden a un estresor agudo de laboratorio con menos ansiedad y con una frecuencia cardiaca más baja.[5] Eso está muy bien, pero ¿qué pasa con las personas que no están en forma de entrada?, ¿pueden beneficiarse del efecto en el estrés que tiene el entrenamiento físico? La doctora Tinna Traustadóttir, de la Universidad Estatal de Arizona, sometió a personas sedentarias a un entrenamiento de ocho semanas y las comparó con grupos de control de la misma edad.[6] Al final de ese periodo de ocho semanas, se expuso a los participantes a un estresor físico que creaba estrés oxidativo (poner repetidamente un tensiómetro muy apretado para provocar isquemia). Los participantes que habían seguido las ocho semanas de entrenamiento respondieron al estresor fisiológico con menos estrés oxidativo. En resumen, funcionó: sus cuerpos se volvieron más resilientes frente al estrés.

El doctor Eli Puterman, de la Universidad de Columbia Británica, es otro investigador de la actividad física con el que colaboro a menudo. Puterman reunió a personas que se dedicaban a cuidar a tiempo completo de una pareja con demencia, un grupo muy estresado que no conseguía hacer mucho ejercicio.[7] Con la ayuda de un entrenador que las llamaba, hicieron ejercicio durante cuarenta y cinco minutos tres veces por semana. Seis meses después, descubrimos que no solo mostraban una mayor resiliencia ante el estrés[8] (menos estrés diario, rumiación y depresión; más dominio y control), sino que, además, cuando les sacamos sangre para examinar sus células, encontramos telómeros más largos.[9] El entrenamiento físico había funcionado como una especie de escudo protector a nivel celular contra el estrés crónico con el que vivían.

Conseguir tu dosis de estrés

En personas que llevan años sin hacer ejercicio (entre las que suelen encontrarse los cuidadores y las personas con depresión), es importante empezar poco a poco, con algo que las lleve a moverse, como yoga o caminar, e ir aumentando gradualmente hasta llegar a niveles más aeróbicos y estimulantes para el corazón. En el resto de la población, el objetivo es conseguir realmente una resiliencia al estrés —incluso en quienes tienen problemas de tiempo o económicos, o hacen malabarismos con muchas responsabilidades—. Así que empezamos con un régimen que no exige mucho tiempo: el entrenamiento interválico de alta intensidad o HIIT.

Una sesión de HIIT consiste en realizar actividades de alta intensidad y aceleración cardiaca durante breves periodos, seguidos de un breve descanso. El objetivo es elevar rápidamente el ritmo cardiaco hasta aproximadamente el 80% de su capacidad máxima, con suficientes intervalos de descanso como para mantenerlo durante un breve periodo de tiempo, unos diez minutos. El entrenamiento por intervalos no es nada nuevo: los atletas, sobre todo los corredores, lo practican desde hace alrededor de un siglo como parte de su régimen de entrenamiento; pero los investigadores han descubierto más recientemente que el entrenamiento a intervalos de alta intensidad puede ser la mejor manera de obtener el máximo beneficio para la salud en relación con el tiempo invertido.

Cuando estaba atrapada en casa durante la pandemia, cedí y me compré una bicicleta Peloton. Pensé en hacer un pequeño estudio conmigo misma y ver cómo me hacía sentir el entrenamiento HIIT. Elegí al azar un entrenamiento virtual que dirigía una mujer de la que nunca había oído hablar: Robin Arzón. Me subí en la bici y decidí darle una oportunidad. No llevaba más de cinco minutos oyendo sus instrucciones cuando me quedé boquiabierta: ¡Estaba hablando de la respuesta hormética frente al estrés! Su método para motivar a los participantes estaba lleno de afirmaciones desafiantes, como: «Desarrolla una relación con la incomodidad y afróntala con firmeza; te hará más fuerte».

Sus palabras sobre la resiliencia al estrés me calaron hondo. Me convertí en una fan y empecé a esperar con impaciencia los entrenamientos, por duros que fueran. Me parecía una psicóloga muy intuitiva, pero después me enteré de que en realidad había estudiado Derecho y había dejado la abogacía para ser entrenadora. Vi cómo su audiencia mundial crecía hasta llegar a cincuenta mil personas. Estaba claro que yo no era la única que se había clavado con esta experiencia sobre la resiliencia.

Estamos entusiasmados con el entrenamiento HIIT como posible forma de mejorar la resistencia al estrés. Se trata de un ejercicio barato y bastante sencillo que requiere poco tiempo y que todo el mundo puede hacer en casa para empezar a mejorar su tolerancia al estrés y activar ese «equipo de limpieza» de las células del cuerpo que permite mejorar la salud. Por otra parte, nuestros conocimientos sobre cómo inducir la hormesis se han limitado durante mucho tiempo al ejercicio físico, la única estrategia que había sido rigurosamente comprobada por los estudios a doble ciego, en los que podíamos decir: «Es evidente que esto crea estrés positivo y es bueno para ti a largo plazo». Pasé dos días en los Institutos Nacionales de Salud con los principales científicos del estrés para hablar sobre cómo podríamos construir y medir mejor la resiliencia al estrés, y lo único en lo que todos estaban de acuerdo era… el ejercicio. Salí de aquellas reuniones muy contenta por que el ejercicio estuviera tan bien visto, pero también sorprendida de que siguiera siendo lo único que sabíamos. Y volví a mi laboratorio pensando: «¿Eso es todo? ¿El ejercicio es lo único que tenemos?».

La eficacia del HIIT es un gran avance, puesto que reducir el ejercicio a la «dosis mínima necesaria» lo hace más accesible. Pero no todo el mundo puede mover el cuerpo de esa manera. Por eso yo había estado buscando otras formas de crear un estrés agudo saludable en el cuerpo humano, es decir, otras formas de inducir una respuesta hormética que no estuvieran basadas en el ejercicio. Llevaba mucho tiempo dándole vueltas a la cuestión, básicamente desde que escribí mi primer artículo sobre la resiliencia en 1998.

Y entonces me crucé con Iceman, el Hombre de Hielo.

Lecciones del Hombre de Hielo

Cuando la Spa Industry Association me invitó a la Global Wellness Summit en 2017, estuve a punto de declinar la invitación. Me pareció que era un evento de la «industria del bienestar» para personas del sector y no se me ocurría cómo encajaría yo allí ni cómo podría contribuir. Además, el trabajo en el laboratorio apremiaba y me costaba tener disponibles los días necesarios para el viaje. En el avión, de camino a Florida, empecé a sentirme angustiada y arrepentida por haber aceptado. Allí iba a estar como un pez fuera del agua; mi trabajo encajaba mejor en congresos sobre pobreza, trauma y disparidades sanitarias. ¿Debía emplear mi tiempo de esta manera? Al final, dejé de darle vueltas y me recordé a mí misma: «Siempre hay algo que vale la pena en todos los congresos. Me lo debería plantear como una aventura».

Cerré los ojos y traté de abrir la mente ante lo desconocido, lo que podría ver y aprender, y a quién podría conocer.

Una vez allí, me preparé para mi ponencia. Cuando se acercaba el momento, me dispuse a repasarla mentalmente, pero el conferenciante que me precedió captó toda mi atención en cuanto subió al escenario. Parecía un hombre de las cavernas: alto, enjuto, bronceado y curtido por el viento, con una gran barba plateada. Llevaba pantalones cortos y camiseta, cuando todos los demás llevaban traje y corbata. Era una completa anomalía. Era oficial: despertó todo mi interés.

Se llama Wim Hof, aunque se le conoce más por su apodo, el Hombre de Hielo. Se hizo mundialmente famoso por sus hazañas extremas, la mayoría de las cuales implican una intensa exposición al frío, como escalar una parte del Everest en pantalones cortos, correr un maratón descalzo en el círculo polar ártico o sumergirse en una bañera de hielo durante horas. Ha pasado gran parte de su vida experimentando cómo su cuerpo podía soportar la exposición al frío. Y, para mi deleite, su charla versó sobre su experiencia en el desarrollo de la resiliencia al estrés mediante la exposición al frío o al hielo durante largos periodos de tiempo.

Contó que se sentía «atraído por el hielo» desde que era adolescente, y también que se lanzaba a un lago helado en invierno y después se sentía extrañamente vigorizado. De adulto, perdió a su mujer: ella se suicidó y, de pronto, él se quedó solo con cuatro hijos y con problemas económicos. Y una de las formas que tenía de sobreponerse, de hacerse más resistente psicológicamente, era adentrándose en la naturaleza y sumergiéndose en el frío extremo: en agua helada. «Mis hijos me salvaron. El hielo me curó», afirmó.

Suena a metáfora, pero en este caso podría ser literalmente cierto. Hof ha fascinado a la ciencia durante años, ya que ha demostrado que la mente puede triunfar sobre el sistema nervioso autónomo de forma espectacular. A los científicos les ha interesado mucho su capacidad de controlar procesos que siempre hemos considerado involuntarios, como las respuestas inflamatorias. Sería fácil considerar que todo es casualidad, pensar que este hombre simplemente tiene un sistema nervioso increíble por la razón que sea. Pero el caso es que se llevaron a cabo un par de estudios que investigaron el método de Wim Hof (que combina la exposición al frío y un tipo de respiración que consiste en inhalaciones profundas, exhalaciones potentes y contención de la respiración) y analizaron si los beneficios que refería eran transferibles a otras personas… y lo eran.

Los doctores Matthijs Kox y Peter Pickkers, científicos de los Países Bajos (país natal de Hof), le inyectaron una endotoxina (una toxina presente en bacterias) con el objetivo de observar su respuesta inmunitaria involuntaria. Antes de la inyección, Hof hizo sus ejercicios de respiración a fin de preparar el cuerpo para una respuesta resiliente al estrés. Y Hof mostró una respuesta proinflamatoria significativamente menor que otras personas a las que se inyectó la misma endotoxina.[10] A continuación, los investigadores entrenaron a diez jóvenes sanos para que realizaran la exposición al hielo y las técnicas de respiración durante cuatro días. Y tuvieron la misma respuesta que Hof: una menor respuesta inflamatoria a la endotoxina.[11] Habían alterado los procesos autónomos del cuerpo (respuesta inflamatoria, respuesta inmunitaria, respuesta al estrés) en un espacio de tiempo muy corto. Aquello no se trataba de una sola persona que, con un sistema nervioso inusual, se iba a hacer senderismo por el Everest en camiseta. Se trataba de algo que se podía enseñar; algo que, potencialmente, cualquiera podía hacer. Era lo que había estado buscando durante años, y de pronto lo tenía ante mí. ¿Podría el método de Wim Hof promover la hormesis y la resiliencia al estrés emocional?

Una vez terminadas nuestras presentaciones, Wim Hof y yo estuvimos hablando, y me explicó cómo era su programa de entrenamiento: cómo guía a las personas a través de prácticas de respiración y exposición al frío. También se unió a la conversación una pareja que estaba en el congreso y que acababa de crear una fundación específicamente para investigar el ejercicio y otros tratamientos integradores (no farmacológicos) para la salud mental. Estaban tan intrigados que se ofrecieron a financiar un estudio para analizar el impacto del método de Hof en la mejora de la salud mental.

Me volví a casa muy contenta por haber asistido al congreso. Había capeado la incertidumbre anteponiendo la curiosidad y así me había abierto a la experiencia. Y valió la pena: Wendy Mendes y Aric Prather, mis colaboradores de la Universidad de California en San Francisco, siempre estaban dispuestos a comenzar un estudio riguroso, y especialmente si era para probar modelos de estrés positivo. Llevamos a cabo el estudio, y aún estamos analizando las muestras de sangre y puntuando los datos, pero, en cuanto a salud mental, parece que el método de Wim Hof aplicado durante tres semanas puede ser tan eficaz como el ejercicio aeróbico para reducir el estrés y la depresión. Resultaba sorprendente que estos procesos en los que se estresaba brevemente el cuerpo —mediante la respiración controlada o la exposición al agua fría— produjeran beneficios emocionales tan significativos como el ejercicio, el conocido estresor hormético que, siendo seguro para los seres humanos, es capaz de mejorar el estado de ánimo. Además, el método de Wim Hof parecía superior a la hora de infundir un estado de ánimo positivo: quienes practicaron este método sintieron más emociones positivas al final de cada día durante las tres semanas que lo pusieron en práctica, tanto en lo que respecta a cómo se sentían antes de empezar como en comparación con los participantes que hicieron ejercicio.

Puede que Wim Hof sea al que mejor se le da pasar horas sumergido en el hielo o escalar el Kilimanjaro en pantalones cortos, pero mucha gente ha probado sus técnicas y ha obtenido beneficios. Y hay muchas prácticas antiguas basadas en una exposición similar al calor o al frío, y en técnicas de respiración (como la respiración tibetana *tummo*). Los beneficios para la salud y la resiliencia de las prácticas repetidas de estrés agudo están al alcance de cualquiera. Todos podemos «activar» la hormesis en nuestro cuerpo.

No requiere una enorme cantidad de tiempo o esfuerzo, y los beneficios pueden ser inmensos.

Lynne Brick ha experimentado los beneficios transformadores de las prácticas de estrés agudo y las ha convertido en hábitos diarios. Hace años trabajó como enfermera de traumatología, donde desempeñaba un trabajo intenso, ya que para poder ingresar en la unidad de traumatología, los pacientes debían presentar lesiones multisistémicas como traumatismos craneoencefálicos, lesiones medulares, fracturas o rotura de bazo. Su trabajo consistía en tratar de salvar vidas, así como en comunicarse con familias alteradas y afligidas, y con médicos y otras enfermeras, bajo una presión extrema. Era una inyección constante de adrenalina que tenía tanto aspectos positivos como negativos.

Positivos: en su trabajo ayudaba a los pacientes a sobrevivir y progresar tras una lesión, y era gratificante.

Negativos: el estrés mental de tomar decisiones sin parar, con mucho en juego, siguiendo el proceso de enfermería (valoración, diagnóstico, planificación, ejecución y evaluación); el estrés físico de estar de pie de ocho a doce horas al día, a veces sin tiempo para tomarse un descanso o ir al baño, y el estrés emocional de perder a un paciente después de haber dedicado todos sus esfuerzos a salvarle la vida. Todo ese estrés era agotador y pasaba factura.

Lynne empezó a hacer ejercicio: tenis, bicicleta y *ballet*. Los efectos positivos en sus niveles de estrés, su experiencia laboral y su experiencia vital no se hicieron esperar; y dice que, de pronto, comprendió el poder medicinal del ejercicio.

«El movimiento me ayudó a disociarme de la intensidad y el trauma de lo que vivía durante cada jornada de trabajo —dice ahora—. El movimiento me ayudó a encontrar energía y alegría cada día. El movimiento me ayudó a ser una persona más amable con mi familia y conmigo misma».

El ejercicio le resultó tan gratificante a Lynne que decidió convertirse en monitora de aeróbic. Aprendió sobre la marcha, enseñándose a sí misma a ser eficaz, y luego empezó a dar clases a otras personas que también querían ser monitoras de aeróbic, a nivel local, nacional y mundial. Su marido, Victor, y ella han hecho del *fitness* su negocio, y con el tiempo han llegado a ser propietarios de muchos gimnasios Planet Fitness. Desde entonces, Lynne ha incorporado a su vida la exposición al calor (sauna de infrarrojos) y al frío (inmersión en el océano cerca de su casa), junto con técnicas de relajación profunda como la respiración lenta. ¿A veces es difícil tener tiempo disponible? Claro. Pero como dice Lynne: «Sabía que si quería seguir ayudando a los demás, tenía que ayudarme a mí misma. Primero tenía que ponerme mi máscara de oxígeno. Necesitaba tener tiempo para esto cada día».

Lynne y Victor han tenido su cuota de situaciones traumáticas, como la pérdida de un familiar a causa de una enfermedad mental. El ejercicio, dice Lynne, ha influido en todos los aspectos de su vida, pero especialmente en su respuesta al estrés.

Estresa el cuerpo a propósito

Cuando se trata de desencadenar una respuesta hormética en el cuerpo, el ejercicio (cualquier actividad física) funciona: esto lo sabemos desde hace mucho tiempo. Pero ahora hemos descubierto que los episodios muy breves de actividad física, como el entrenamiento interválico de alta intensidad, también desencadenan este beneficioso proceso de recuperación.

No se trata de lo que hagas o de cuánto tiempo lo hagas. No es necesario hacer ejercicio durante una hora. Basta con forzar el cuerpo lo suficiente para que «active» el proceso de recuperación. Lo que buscas es la función parasimpática, la activación del nervio vago, la limpieza celular. Y resulta que, durante todo este tiempo, Wim Hof tenía razón en cuanto al poder de la hormesis para activar la capacidad natural de rejuvenecimiento de las células: también puedes conseguir ese efecto exponiéndote al frío durante unos minutos o practicando ciertos tipos de respiración hipóxica con la ayuda de un experto (¡sin pasarse!).

Así es como funciona la respiración hipóxica: se trata, esencialmente, de un tipo de hiperventilación cíclica. Se hacen unas profundas, enérgicas y rápidas inhalaciones a las que siguen unas potentes exhalaciones… pero no hasta el final. Se inhala rápido, se exhala despacio y se repite. En su canal de YouTube, Hof da consejos sobre este método de respiración. Algunas personas experimentan sensaciones leves con la respiración hipóxica; otras dicen sentirse mareadas, acaloradas o incluso eufóricas. Después de unas treinta a cincuenta respiraciones vigorosas, hay que inhalar fuerte, exhalar parcialmente y aguantar la respiración todo lo que se pueda sin marearse ni desmayarse. Puedes empezar con treinta segundos, aunque hay gente que va mejorando y puede llegar a aguantar hasta dos minutos. Realiza unos tres ciclos de este patrón: respiración hipóxica y contención de la respiración. Y listo. Lo que estás haciendo es pasar de un nivel bajo de oxígeno en sangre a un nivel alto, así como provocar muchos otros cambios en la sangre: un coctel ideal de hormesis.

Mientras los participantes realizaban respiraciones hipóxicas en el laboratorio, los doctores Kox y Pickkers les extrajeron sangre, y los resultados de estas pruebas mostraron un pico natural de adrenalina, que forma parte de la respuesta de estrés a la hipoxia. El cuerpo está diciendo: «No puedo respirar, ¡activa una gran respuesta de estrés!». Cuanto mayor sea el pico de adrenalina, mejor será la respuesta antiinflamatoria posterior. Es decir, la intensidad de la respuesta beneficiosa de «recargar y reparar» está ligada a la intensidad del estrés. Un baño frío funciona de la misma manera: provocas un choque en tu sistema, lo sometes a un estrés agudo y luego cosechas los beneficios a medida que tu cuerpo se «recupera» del factor estresante. Desde la primera investigación de los doctores Kox y Pickkers, un pequeño estudio descubrió que, en personas con un tipo inflamatorio de artritis, el método parecía reducir los niveles de inflamación en sangre.[12]

Cuando probé el método de respiración de Hof, me noté distinta inmediatamente después. Me sentía como un lago en calma: nada me podía agitar. Me sentía tranquila y enérgica. A medida que avanzaba el día, me sentía más inmune a los factores estresantes que normalmente me habrían sacado de quicio. Cuando utilizamos métodos horméticos frente al estrés, podemos reducirlo, hacerlo más maleable y cambiar la forma en que lo vemos para sentirnos más estimulados que amenazados por él. Para mí, los métodos más eficaces son los que implican el uso del cuerpo, porque me ayudan a cortar el parloteo interior y a relajar la tensión que pueda estar reteniendo en los músculos. Dicho de otro modo, aunque solemos confiar en la mente para superar el estrés, el cuerpo también está hecho para metabolizarlo, por lo que deberíamos utilizarlo también. Si tienes la impresión de haber almacenado varias capas de estrés en el cuerpo, exponerte a unas cuantas «dosis» de estrés podría ayudarte a metabolizarlas y librarte de ellas. Tomas el estrés y lo enfrías, lo calientas y lo exhalas. Cambias sus propiedades físicas para que se mueva por tu cuerpo de forma productiva, saludable y revitalizante.

En resumen, al someter el cuerpo a cualquiera de estas experiencias de estrés positivo (si lo haces de forma segura), puedes desarrollar resiliencia. En cualquier caso, muchas de estas prácticas de estrés positivo no están bien estudiadas, aparte del ejercicio físico; aquí estoy generalizando sobre los estresores horméticos, así que tendrás que experimentar. Sabemos con certeza que, en los gusanos, muchos tipos de estresores repetidos en dosis moderadas promueven la hormesis celular saludable y la longevidad. En los seres humanos, el estrés físico breve y repetido podría fomentar perfectamente la resiliencia al estrés, pero este es un campo nuevo y todavía queda mucho por descubrir sobre qué tipos de estresores son saludables y cuáles son las dosis óptimas y las perjudiciales. El entrenamiento HIIT, en particular, es extremadamente eficaz, y no solo para hacer que nos sintamos mejor, sino también para mejorar realmente la respuesta del sistema nervioso y del sistema inmunitario, y para favorecer la presencia de factores de crecimiento tanto en el cerebro como en el cuerpo que nos ayudan a recuperarnos del estrés.

No queremos experimentar bajos niveles de estrés todo el tiempo, ya que el cuerpo humano no está hecho para mantener constantemente ese estado mental amarillo, sino más bien para experimentar estrés agudo, correspondiente al estado mental rojo, y luego recuperarse con relajación mental verde. Y no podemos llegar a este estado a menos que sometamos intencionadamente al cuerpo a una experiencia positiva de estrés, aunque sea breve.

Así que eso es justo lo que haremos hoy.

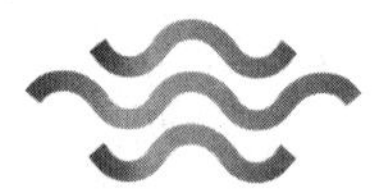

EJERCICIO DE HOY

UNA DOSIS DE ESTRÉS SALUDABLE

HABILIDAD PARA LLEVAR EN TU MOCHILA: UTILIZA TU RESPUESTA AL ESTRÉS PARA LOGRAR SALUD Y LONGEVIDAD

Cuando entrenamos el cuerpo para que metabolice bien el estrés proporcionándole «dosis» de estrés hormético positivo, nos volvemos instintivamente más resilientes a los estresores que van apareciendo. Hoy le enseñaremos al cuerpo a responder al estrés agudo para luego recuperarse rápidamente con una acción parasimpática restauradora y una limpieza celular. Si te apetece, te sugiero que lo pruebes por la mañana, cuando tu ritmo diurno pide actividad (altos niveles de glucosa y cortisol).

«Entrenar el cuerpo» pasa por ejercitarlo con breves oleadas de estrés varias veces por semana. Hay varias opciones para este tipo de estrés físico positivo y todas producen una respuesta hormética saludable. Lo mejor es ponerse en una situación que nos resulte un tanto incómoda, ya sea haciendo ejercicio de forma breve e intensa, o exponiéndonos al frío. El método de respiración de Wim Hof también es muy eficaz, aunque requiere un poco de práctica y puede provocar mareos. Te invitamos a probarlo: encontrarás cómo realizarlo en su canal de YouTube. Puede ser una buena opción para personas que no puedan hacer ejercicio (por discapacidad u otras razones). Pero, por hoy, si puedes, considera la posibilidad de elegir uno de los siguientes métodos.

Elige tu reto...

Opción 1: ¡Vamos por el HIIT!

Prueba una ronda de entrenamiento interválico de alta intensidad (HIIT). No te preocupes, suena peor de lo que es. Un ciclo de HIIT dura unos siete minutos. Estas son las reglas básicas: selecciona una serie de ejercicios de la lista; puedes elegir tantos como quieras, pero para empezar, que sean sencillos.

Aviso importante: si llevas tiempo sin hacer ejercicio, ¡no empieces con este entrenamiento! Sáltate la lista y empieza con algo más suave, como caminar pasando de un paso lento a otro más rápido y enérgico (caminata rápida). La idea es la misma: que te acerques al máximo de tu capacidad y te mantengas ahí unos minutos. Puedes poner música para mantener el ritmo, usar un contador de pasos o ejercitarte con un compañero, ¡cualquier cosa con tal de hacerlo ameno! Los beneficios del movimiento físico frente al estrés se pueden experimentar de muchas formas.

Si te lanzas al HIIT, te recomiendo que busques en internet una sesión de HIIT de siete minutos (deberían aparecer muchas opciones). Si prefieres hacerlo por tu cuenta, solo tienes que elegir tres ejercicios e ir alternándolos. Prepara el celular para que te suene dentro de siete minutos, pon tu música favorita si te ayuda a mantener la motivación y empieza. Haz cada ejercicio durante treinta segundos y luego deja diez segundos de descanso. Repite, con los mismos ejercicios o con otros, hasta que se acaben los siete minutos.

Jumping Jacks	Sentadillas apoyado en la pared	Flexiones	Flexiones con rodillas apoyadas
Planchas	Planchas con rodillas apoyadas	Abdominales	Subir y bajar de una silla en dos tiempos
Sentadillas	Flexiones de tríceps	Elevación de rodillas	Zancadas sin desplazamiento

Si no conoces ninguno de estos ejercicios, puedes encontrar videos en internet, así como versiones guiadas del entrenamiento HIIT (escribe en el buscador: «entrenamiento de siete minutos»).

La rutina se puede personalizar mucho: esos son tus siete minutos para estresar tu cuerpo de una manera saludable y positiva. No tienes que ser «bueno» en el ejercicio ni estar en una forma física concreta para beneficiarte de esa rutina; del mismo modo que podrías ser un atleta de élite y no beneficiarte si no te esfuerzas un poco.

Al margen de los ejercicios que elijas, tu capacidad física o la experiencia que tengas, tu misión seguirá siendo la misma: encontrar tu límite, donde sientes cierta incomodidad o esfuerzo. Acepta la incomodidad y la dificultad como parte de la experiencia; no la evites. Concéntrate en esto durante treinta segundos y después descansa. Luego concéntrate en los treinta segundos siguientes. Concéntrate en lo que tu cuerpo está haciendo en cada momento concreto: quemar el estrés metabólicamente con el esfuerzo realizado. ¡A tu cuerpo le encanta!

Opción 2: Añade frío

No hace falta que corras descalzo por el Ártico para aprovechar los beneficios horméticos de una ráfaga de frío en el organismo. Hoy, cuando termines de bañarte con el agua templada como haces siempre, gira la llave hasta que el chorro de agua empiece a salir frío... lo más frío que puedas soportar. ¿Puedes aguantar así quince o treinta segundos? ¿Un minuto? A los participantes de nuestro estudio les pedimos que se quedaran bajo el agua fría hasta tres minutos. Esfuérzate al máximo, exactamente igual que si hicieras ejercicio, y luego... relájate.

Esta es la clave. Sentirás el impulso de tensar los músculos, contraerlos, resistirte, encogerte y jadear en busca de aire: ¡sumergirte en agua fría es incómodo! ¡Es chocante! Así es exactamente como respondemos a los factores estresantes repentinos e inesperados, de una forma en que nos cuesta superarlos y recuperarnos. Con el estrés físico podemos darnos cuenta de que no necesitamos tener también una respuesta de estrés psicológico, y eso nos ayuda a recuperarnos antes del estrés. En un baño frío, puedes apretar los dientes, tensar los hombros y aguantar... o puedes utilizar ese valioso momento para desarrollar la resiliencia al estrés. Combina el *shock* de la respuesta al estrés con una mente relajada en la medida de lo posible: eso es lo que desarrolla la resiliencia.

Puedes terminar tu baño templado con agua fría (y comprobarás que tu cuerpo se calienta desde dentro) o, si lo prefieres, empezar con agua fría y terminar con agua caliente. Lo mejor es hacerlo por la mañana para disfrutar de la inyección de energía para el resto del día, pero cada uno es como es.

Que no se te olvide decirte a ti mismo: «A mi cuerpo le encanta esto. Mi cuerpo lo necesita. Mi cuerpo está hecho para esto».

Tanto con la opción 1 como con la 2, lo que buscamos es una sensación de energía. De ser capaz de «dominar el día». Te estás entrenando activamente para «ser el león», como comentábamos en el capítulo anterior. Cuanto más te entrenes para desarrollar resiliencia antes de que aparezca el estrés, más preparado estarás para enfrentarte a él y procesarlo de forma saludable y eficaz. Como dijo una participante en nuestro estudio sobre las técnicas de Wim Hof: «Tengo más fuerza para hacer frente a las cosas. Puedo afrontarlo todo mucho mejor».

Junto con la resiliencia al estrés físico viene la resiliencia emocional; las dos van de la mano. Tolerar el frío y la incomodidad y obligarnos a llegar al límite de nuestra zona de confort físico nos acostumbra a tolerar también las emociones desagradables. Esto no significa que no sintamos emociones desagradables, sino que cuando las tenemos, las gestionamos y metabolizamos mejor.

Ambas opciones son, en cierto modo, como la meditación: centramos nuestra atención en el cuerpo, en encontrar nuestro límite de incomodidad y en sentir que tenemos el control de esta beneficiosa respuesta al estrés agudo.

EJERCICIO EXTRA

¡Caliéntalo!

La exposición al frío activa el estrés hormético positivo... como también lo hace la exposición al calor en las circunstancias adecuadas. Lo incluyo aquí, en esta sección «extra», porque la mejor manera de probar la exposición al calor que produce estrés positivo es utilizar un sauna, y no todo el mundo puede acceder fácilmente a uno. Pero si puedes y quieres probar, es otra opción, además de las dos que ya hemos visto.

Existen numerosas investigaciones que demuestran los beneficios emocionales y físicos que aporta el sauna. La hipertermia es eficaz para activar el estrés hormético en el organismo. Por ejemplo, al pasar unos treinta minutos en el sauna, aumentan las proteínas de choque térmico y, si te metes en el sauna repetidamente, estas seguirán siendo más abundantes que en las personas que no están aclimatadas al calor. El ritmo cardiaco aumenta durante el sauna, como si hicieras ejercicio moderado. En los seres humanos, el uso regular del sauna reduce la presión arterial y mejora los índices de la función cardiovascular de forma similar a los efectos del ejercicio.[13] Conocemos algunos de los mecanismos: en ratones con cardiopatías (alimentados con una dieta equivalente a la comida de McDonald's), los tratamientos térmicos repetidos activaron las proteínas de choque térmico, que a su vez activaron vías antiinflamatorias y provocaron mejoras en la aterosclerosis e incluso una vida más larga.[14]

La hipertermia también puede ayudar a tratar la depresión.[15] Los investigadores pudieron comprobar que una sola sesión de sauna de una hora u hora y media, que suele elevar la temperatura a unos 39,44 °C, lograba mejorar los síntomas de la depresión durante un periodo de hasta seis semanas después.[16] Fue un descubrimiento emocionante, porque no es fácil encontrar tratamientos eficaces para la depresión.

Las personas con depresión suelen presentar también trastornos de los sistemas de termorregulación. Al ponerlos en una situación de hipertermia en la que forzamos el cuerpo a activar los mecanismos de enfriamiento (la respuesta natural del cuerpo al calentarlo artificialmente es intentar enfriarse), también «activamos» este mecanismo que no ha estado funcionando correctamente. Cuanto mayor era la reducción de la temperatura corporal central en los días posteriores al calentamiento, mayor era el alivio de la depresión. En su investigación sobre los mecanismos de la hipertermia, la doctora Ashley Mason, profesora asociada de la Universidad de California en San Francisco, ha descubierto que un sauna de infrarrojos de las que se pueden comprar fácilmente por internet (sin necesidad de un costoso sauna profesional de infrarrojos para uso médico) puede reducir los síntomas depresivos.[17] Aunque hay que seguir investigando, el sauna parece ser una buena forma de activar una respuesta hormética y mejorar el estado de ánimo y la salud.

SOLUCIÓN DE PROBLEMAS

Si el HIIT no parece tan rápido...

Si hoy has probado la opción 1, puede que no notes un gran efecto positivo al ser la primera vez que lo haces. En realidad, la primera semana será la más difícil. Pero si lo sigues practicando con regularidad (de siete a catorce minutos varias veces por semana), desarrollarás la resiliencia al estrés en los sistemas cardiovascular y nervioso, y generarás más emociones positivas en respuesta al ejercicio. Tu cuerpo empezará a aprender rápidamente: «Esto me cae bien. Me siento mejor después de hacer ejercicio». Como con cualquier hábito nuevo, dale a tu cuerpo la oportunidad de acostumbrarse para que puedas llegar a sentir en realidad los beneficios diariamente.

Si estás luchando contra la depresión...

Cualquier tipo de ejercicio —incluso el entrenamiento HIIT con sus rutinas tan cortas— es realmente eficaz contra la depresión. El problema es que cuando uno está deprimido, no tiene ganas de hacer deporte y puede parecer imposible conseguir la motivación necesaria. Si sufres estados graves de depresión o ansiedad y no tienes ganas de probar estos métodos, lo que puedo decirte es que esto es lo que sabemos: al principio hay una barrera y te sientes incómodo, pero eres capaz de superar el obstáculo inicial de la desgana. Tienes que saber que cualquier movimiento, aunque solo sea durante cinco minutos al empezar, es significativo para el cerebro. El yoga suave puede ser una buena opción. Si puedes, busca a un entrenador personal; o si no, pídele a un amigo o vecino que sea tu compañero motivacional y hagan ejercicio juntos durante una semana. Mándense mensajes, pregúntense cómo están, dense ánimos. Es muy útil rendir cuentas a alguien y sentir que tienes a una persona que te acompaña en este proceso.

Si tienes mucha ansiedad...

Desde el punto de vista de la salud mental, existen ciertos matices en cuanto a los tipos de trastornos mentales a los que puede ayudar el ejercicio. Una práctica como el HIIT es estupenda para la depresión, pero puede ser un reto para alguien que se encuentre en el extremo superior del espectro de la ansiedad. Para algunas personas, el ejercicio y otros estresores horméticos pueden aumentar la ansiedad.

Si sabes que la ansiedad tiende a manifestarse intensamente en tu cuerpo, es posible que el ejercicio HIIT la acentúe; aun así, te recomiendo que intentes practicar el estrés positivo poco a poco, porque puede pasar que, después de varios intentos, conforme se va haciendo más familiar y deja de ser una «amenaza desconocida», el cuerpo se vaya ajustando gradualmente, acostumbrándose a los cambios fisiológicos que pueden sentirse como ansiedad (como los latidos acelerados del corazón). Con el tiempo, esto te puede ayudar a reducir la ansiedad. Pero si ves que no es la opción adecuada para tu estado mental o físico, respeta esa realidad y sé amable contigo mismo. Otros métodos, como los baños fríos o el sauna, podrían ser más adecuados para tu cuerpo.

DÍA 5

DEJA QUE LA NATURALEZA SE ENCARGUE

Imagina que te ordenan que te quedes en casa durante más de un año. Todo cierra; no hay adónde ir. Trabajas todo el día con la computadora, bañado en la luz azul de la laptop o de la pantalla. No hay socialización. Solo puedes comunicarte o interactuar con los demás a través de la pantalla grande de la computadora o de la pequeña del teléfono.

Te suena familiar, lo sé. A menos que tuvieras un trabajo esencial (lo que ya comportaba intensos factores de estrés), lo más probable es que vivieras así al menos una parte de la pandemia. Pasamos mucho tiempo en casa, casi todo el día delante de las pantallas: de pronto, ahí era donde lo hacíamos todo, desde trabajar hasta socializar y colaborar con los compañeros. No había otra forma. Incluso antes de la pandemia, la cantidad de tiempo que todos pasábamos dentro de casa, lejos de la luz del día y de los ritmos de la tierra en la que vivimos, ya había alcanzado un máximo histórico. Y durante la pandemia, cuanto más tiempo pasábamos frente a las pantallas para trabajar, con más frecuencia consultábamos las noticias, las redes sociales y otras fuentes de malas noticias mundiales. En general, las encuestas revelaron niveles sin precedentes de ansiedad, depresión, problemas para dormir y agotamiento.

Durante el confinamiento, la gente solía afrontar del mismo modo la ansiedad provocada por la pandemia: saliendo de casa en busca de la naturaleza. Al estar todo cerrado, se convirtió en lo único que podíamos hacer para salir de casa y tomarnos un respiro. Desde entonces, los estudios han medido la cantidad de «espacio verde y azul» que buscaba la gente: parques urbanos, bosques, ríos y zonas costeras. Una encuesta realizada por la Fundación para la Salud Mental del Reino Unido reveló que el 62% de los británicos afirmaba encontrar alivio paseando por jardines y parques urbanos.[1] Y parecía existir un efecto dosis-respuesta: cuanto más tiempo pasaban inmersas en la naturaleza las personas de cualquier edad (en la encuesta se analizaron personas de todas las edades, desde niños hasta ancianos), mejor era su salud mental. En España, durante la primera oleada de COVID-19, cuando el país se encontraba bajo un confinamiento estricto, las personas sin vistas a la naturaleza o sin acceso a ella tenían una salud mental mucho peor, independientemente de sus ingresos.[2] La naturaleza, al parecer, era un potente ansiolítico.

Yo vivo en una ciudad, y tengo una mentalidad urbanita: estoy acostumbrada a las ambulancias, los camiones de bomberos y los ruidos de los motores de los coches, que sin duda contribuyen a mi estado mental amarillo de vigilancia, aunque ya no sea consciente de ello. Todos los días saco a mi perro a pasear. Por muy ocupada que esté, es algo que no me puedo saltar. Tengo que dejar a un lado mi lista de cosas que hacer y sacarlo. Me lo llevo a pasear junto al mar, donde oigo las olas, o al Golden Gate Park, entre los árboles, donde el susurro del viento entre las hojas me hace olvidar las preocupaciones (aunque sea brevemente) y entrar en sintonía con el mundo que me rodea. El contraste me recuerda que ¡necesito más naturaleza! Y los efectos de la naturaleza en estado puro (cuando puedo alejarme completamente de la ciudad y sumergirme en un lugar salvaje) son aún más poderosos.

Mi escapada favorita es a una casa apartada que está junto a la playa. En un día, mi sistema nervioso se reajusta por el mero hecho de estar cerca del mar, un espacio abierto y salvaje. Mis pensamientos se alejan de los bucles rumiativos sobre el trabajo y la familia y se orientan hacia el sonido rítmico y cautivador de las olas. Todos mis problemas parecen encogerse en comparación con la imponente enormidad del Pacífico. Mi cuerpo parece sintonizar con el entorno que me rodea. Mientras que en casa estoy sincronizada con el reloj digital y las pantallas que dirigen mi vida y mi trabajo, aquí estoy en sintonía con el amanecer, el atardecer, la temperatura cambiante del día, los olores, los sonidos y las sensaciones.

Si hubo algo bueno en la pandemia, quizá fue que, durante una de las épocas más estresantes e inciertas que hayamos vivido en la vida, la gente se vio obligada a salir al campo, a buscar la naturaleza siempre que fuera posible. Era por necesidad, claro (¡no había otra opción!), pero el caso es que entrar en contacto con la naturaleza, en todas sus formas y contextos, es una de las maneras más eficaces e inmediatas de reducir el estrés.

El problema es que ahora muchos hemos vuelto a estar en «déficit de naturaleza». Día tras día, inmersos en la rutina, experimentamos sobreestimulación y pérdida de perspectiva. Nos perdemos literalmente en las minucias de nuestros problemas. Para intentar resolverlos, nos centramos más en ellos, y así se van acrecentando cada vez más, hasta que el estrés se vuelve tan grande que es lo único que somos capaces de ver.

Cuando el estrés crea sobrecarga cognitiva: estado mental amarillo

El cerebro humano funciona como una máquina de predecir. Basándonos en las experiencias pasadas, los recuerdos y las señales del cuerpo, estamos constantemente prediciendo lo que nos depararán los siguientes instantes. Y si pasamos demasiado tiempo conectados a las computadoras y a otros aparatos electrónicos, el resultado es que siempre estaremos anticipando la llegada de cantidades masivas de estímulos. Es lo que esperamos. Nos volvemos adictos a eso. Y hasta lo buscamos.

Como consecuencia de esta costumbre y expectativa de estar siempre conectados, activos y estimulados, nos puede parecer imposible entrar en un estado mental más tranquilo, sin hacer nada. El cerebro nos dice que tendríamos que estar haciendo algo, preocupándonos por esto o por lo otro, buscando noticias, mirando si nos han llegado más correos... En los estados mentales rojo y amarillo, la mente prefiere hacer cualquier cosa antes que sumirse en la quietud. En un estudio,[3] a los participantes se les dejó pensar libremente durante unos diez minutos o algo más. Si querían hacer algo durante ese tiempo, podían darse una pequeña descarga eléctrica. Casi el 20% de los participantes se dieron la descarga: algunos por curiosidad, pero otros por el deseo de escapar del aburrimiento o de sus propios pensamientos.

Debido a esta sobrecarga de estímulos y al impulso cultural de trabajar en exceso, tendemos a pasar la mayor parte del día en casa, frente a la computadora. Pero dejar de ver a los demás en persona al tiempo que nos sometemos a grandes dosis de redes sociales es una fórmula letal. Las redes sociales prosperan con las emociones negativas y los emojis de enojo, y eso es lo que amplifican.[4] Ahora sabemos que los algoritmos de Facebook han estado agravando el problema al difundir cinco veces más los materiales con emojis enojados que los que tienen la etiqueta «me gusta».[5] Además, las redes sociales están hechas para que creamos que los demás están viviendo una vida mejor, lo cual afecta especialmente a la juventud: las tasas de suicidio entre los adolescentes estadounidenses se mantuvieron estables de 2000 a 2007, y luego aumentaron un 57% en 2018.[6] La adicción a la tecnología se refleja en algunas de las políticas que intentan frenarla: Francia, por ejemplo, aprobó una ley sobre el «derecho a desconectar del correo electrónico» para que la gente pueda desconectar por la noche y no tenga que responder a los correos urgentes del trabajo. Pero la mayoría no contamos con esta protección. Más bien sufrimos del síndrome de desconexión: estamos desconectados de nosotros mismos, de lo que sentimos, de nuestro cuerpo, de los demás y de la naturaleza.

Los urbanitas podemos sufrirlo aún más. Los que vivimos en entornos urbanos nos acostumbramos a un cierto nivel de estimulación constante, pero eso no significa que no nos esté afectando. El «efecto urbano» hace referencia a las tasas más altas de depresión, ansiedad y esquizofrenia que se dan en personas que crecen en zonas urbanas, que también tienden a reaccionar de forma exagerada a los factores de estrés social en comparación con quienes crecen en zonas rurales.[7] Hasta las abejas urbanas son distintas de las abejas rurales: presentan mayores niveles de estrés oxidativo, posiblemente debido a los altos niveles de contaminación, ruido y otros factores estimulantes.[8]

Vivimos en un mundo en el que suceden demasiadas cosas: hay demasiados estímulos en las pantallas, estamos ocupados constantemente, existen demasiadas distracciones que nos llaman la atención. Pero el estado mental y los niveles de estrés que tenemos cada uno dependen de nuestro entorno. Así que salir a la naturaleza nos resulta beneficioso.

Deja que la naturaleza calibre tu sistema nervioso

Es muy sencillo: cambiando nuestro entorno físico, podemos cambiar nuestro estado mental. Podemos cambiar tanto el contenido de los pensamientos como los procesos mentales. Para muchas personas, este cambio es casi automático: al entrar en el entorno natural, la mente pasa de patrones de pensamiento condicionados (pensamientos rápidos, diálogo interior negativo, anticipación de lo que vendrá después) al pensamiento discursivo, que es más lento, tranquilo, creativo y curioso. La inmersión en la naturaleza reduce inmediatamente la cantidad de estímulos sensoriales creados por el hombre a los que estamos acostumbrados: pantallas, información, sonidos urbanos. Obliga a realizar una pausa mental. Este entorno es como un refugio que calma la mente y alivia el cuerpo. Si bien es cierto que podemos entrenar al cerebro para que lo haga en nuestro entorno habitual (mediante la práctica del mindfulness, por ejemplo, como ya hemos comentado), en la naturaleza se consigue de una forma rápida, que además aporta otros beneficios para el estado mental y el sistema nervioso.

Los efectos beneficiosos de salir al bosque están bien documentados. Numerosos estudios han demostrado que pasar tiempo en el bosque mejora una amplia gama de problemas de salud. En algunos países se llama «baño de bosque». El baño de bosque es una práctica especialmente extendida en Asia: investigadores de Corea y otros países han estudiado el efecto que produce el estar inmerso en el ecosistema forestal durante varias horas, varias veces por semana, mientras se camina despacio y se presta atención consciente al entorno, o bien se permanece sentado, contemplando el paisaje. En ensayos clínicos se ha demostrado que reduce la presión arterial, el cortisol y la inflamación.[9] En Nueva Zelanda, los médicos prescriben una «receta verde»: «Se recomienda que pase dos horas en la naturaleza, tres veces por semana». Es tan eficaz que en muchos lugares se ha incorporado a la medicina convencional.

Una de las formas en que los baños de bosque ejercen este increíble efecto en el sistema nervioso humano es a través de nuestros canales sensoriales: los olores de plantas o de maderas como la del cedro pueden reducir el estrés biológico; además, en los bosques el aire no solo está menos contaminado, sino que está más ionizado,[10] especialmente cuando hay cascadas o ha llovido recientemente. El sonido también desempeña un papel importante: el viento entre los árboles, el canto de los pájaros y los sonidos del agua o del mar son intrínsecamente calmantes y relajantes para los seres humanos. No sabemos exactamente por qué, pero una teoría es que el motivo se encuentra en antiguos sentimientos evolutivos de seguridad. Visualmente, lo mismo puede ocurrir cuando estamos rodeados de tonos verdes: es posible que estemos condicionados evolutivamente para sentirnos tranquilos y seguros en este ambiente. Por el contrario, un paisaje urbano podría sobreestimular a los seres humanos, puesto que las formas y horizontes naturales se sustituyen por formas y sonidos que no son naturales. Para muchas personas, el paisaje urbano no provoca seguridad, sino un estado de vigilancia y alerta.

Este cambio radical que experimentamos en la naturaleza se denomina «efecto de restauración atencional»: aliviamos la sobrecarga atencional, abrimos espacio en la mente y nos sentimos mejor. En los estudios que han examinado las ondas cerebrales, o la actividad cerebral, mientras las personas observaban imágenes de paisajes naturales o urbanos, se halló que, en comparación con las escenas de la naturaleza, los paisajes urbanos exigían inmediatamente más atención y procesamiento cognitivo, y activaban zonas relacionadas con el estrés, como la amígdala.[11] La doctora Pooja Sahni, investigadora del Instituto Indio de Tecnología de Nueva Delhi, descubrió que, al ver un video de la naturaleza, el cerebro humano muestra mayores ondas alfa y theta (estados neuronales que crean relajación) y una mayor capacidad cognitiva para superar las distracciones.[12] Curiosamente, las cascadas y los ríos parecen ser los estímulos de la naturaleza más potentes en el estudio de Sahni.

La magia del agua

Muchas personas vibran con el sonido relajante del ritmo de las olas del mar: es un sonido que influye en nuestra respiración, puesto que la ralentiza y favorece que las respiraciones sean más profundas que las inhalaciones superficiales e insuficientemente oxigenadas a las que estamos acostumbrados (seguiremos hablando de ello en el próximo capítulo). Y el agua tiene algo especial: el doctor Wallace Nichols, biólogo marino, lo llama el «efecto de la mente azul», que es exactamente lo que nos hemos propuesto conseguir esta semana. Como hemos visto, la «mente azul» o estado mental azul se refiere a un estado de profundo descanso que genera bienestar y recuperación, pero lo que sostiene Nichols en su libro (titulado *Blue Mind*) es que el agua es un medio particularmente eficaz de alcanzar el bienestar. Nichols describe el agua como una medicina con la que podemos alcanzar estados mentales azules que de otro modo no alcanzaríamos.

La exposición al agua (ya sea en el mar, en una piscina o en un tanque de agua salada) aporta beneficios psicológicos de paz y bienestar. Durante siglos hemos usado el agua para cuidar la salud: desde el agua caliente hasta el agua fría, desde fuentes termales naturales hasta tanques de flotación de alta ingeniería. Los tanques de flotación se llenan de agua y grandes cantidades de sal para que el cuerpo flote de forma segura y sin esfuerzo. Las personas que los han probado afirman que en estos tanques tienen la sensación generalizada de que todas sus necesidades están cubiertas, que se sienten seguras y a gusto. Un grupo de estudio ha analizado los efectos de los tanques de flotación «en silencio» —lo cual supone una forma poderosa de cambiar el contexto mental al eliminar los estímulos auditivos— y ha comprobado que con una sola sesión de noventa minutos, los niveles de ansiedad de las personas que sufrían mucha ansiedad o trastornos de ansiedad disminuían hasta casi alcanzar los de una persona normal.[13]

¿Por qué? Una teoría es que flotar en el agua puede cambiar las señales del cuerpo, haciendo que se reduzcan drásticamente la tensión muscular y la presión arterial, lo que a su vez repercute en todo el cuerpo y la mente. Flotar en el agua también parece aumentar la interocepción, es decir, la conexión entre la consciencia sensorial y el cuerpo. La atención se dirige hacia el interior: no hacia los procesos de rumiación, sino hacia la respiración, los latidos del corazón, los sentimientos y las sensaciones del cuerpo. La presión arterial baja una media de diez puntos, y cuanto más baja, más serenidad siente la gente, y esta calma dura todo el día.

Vivimos con una enorme carga cognitiva. Llevamos muchas cosas en la memoria operativa: preocupaciones y tareas pendientes, pensamientos que surgen de la nada o reacciones a los estímulos que nos rodean. En la naturaleza centramos la atención sin tanto esfuerzo, así que el control atencional mejora; y lo vemos en el laboratorio, en las pruebas neuropsicológicas. La carga cognitiva se alivia, lo que deja espacio para la creatividad, el pensamiento espontáneo y la experiencia del momento presente. Todo esto nos remite a lo que hemos estado viendo a lo largo de todo el libro: que estamos estresados sin saberlo la mayor parte del tiempo. Estamos sobrecargados de formas de las que ni siquiera somos conscientes. Muchas veces, la gente no se da cuenta de lo estresada que está hasta que se adentra en la naturaleza y nota la ausencia de estrés por primera vez en mucho tiempo. Una amiga mía que adora su vida en San Francisco me dijo hace poco, tras un fin de semana en el bosque: «Ni siquiera lo sabía, pero ¡la ciudad es muy estresante!».

Alcanzar la mente azul

Como seres humanos, tenemos afinidad por la naturaleza: estar en la naturaleza nos permite acceder a estados mentales verdes de relajación e incluso a estados mentales azules. La mente azul puede ser un estado de relajación profunda (como comentábamos en la introducción), pero también puede manifestarse como un momento de trascendencia en el que te sientes conectado a tu cuerpo y tu entorno y experimentas una tranquila expansión del pensamiento. Y la inmersión en la naturaleza es una de las formas más rápidas de alcanzar un estado mental azul.

Llevo décadas estudiando la resiliencia al estrés y, sinceramente, me asombra lo eficaz que es la inmersión en la naturaleza para moldear la actividad del sistema nervioso autónomo. La naturaleza es única en su capacidad de aliviar, calmar, poner las cosas en perspectiva y reducir factores de estrés que antes parecían enormes. Gran parte de ello se debe a que experimentamos sentimientos de asombro y admiración ante la belleza natural.

La exposición a la naturaleza nos pone en contacto con la belleza y con un mundo mucho más grande que nosotros. En los cuestionarios, las personas que buscan pasar más tiempo en la naturaleza describen la fuerza con la que les afecta la «inmensidad» del océano, el tamaño «descomunal» de las montañas, la «enormidad» del paisaje desértico o el cielo abierto. Lo que parece aportar calma, paz y alivio del estrés es un cambio de perspectiva derivado de la mera escala del mundo natural: estar en la naturaleza nos recuerda nuestro tamaño relativamente pequeño en el contexto más amplio del universo.

Dacher Keltner, al que conozco desde hace veinte años, es profesor de Psicología de la Universidad de California en Berkeley e investiga las emociones. Al principio de su carrera se centró en una emoción positiva: el asombro.

Entonces no entendí su fascinación, pero ahora me parece una de las experiencias humanas más importantes que hay que comprender. Él ha seguido investigando a fondo lo que denomina la «experiencia exclusivamente humana del asombro» y ha descubierto que cuando sentimos asombro experimentamos efectos biológicos inmediatos, como una mejor variabilidad del ritmo cardiaco, una reducción de la presión arterial y un descenso apreciable de los niveles de estrés. En adultos mayores, el mero hecho de dar un paseo sintiéndose asombrados (observando las cosas, haciendo fotos juntos), en comparación con un paseo normal y corriente, reduce el estrés diario e incrementa las emociones positivas diarias; además, en las fotos se aprecian sonrisas más amplias.[14] El asombro es transformador: la sensación de estar en presencia de algo más grande que uno mismo nos hace ver las cosas con perspectiva. Cuando se nos recuerda la grandeza del mundo, los problemas que parecían grandes e inminentes, y que provocaban estrés en el cuerpo, de pronto se vuelven más pequeños. Nuestras preocupaciones, simplemente, no pueden competir.

Keltner cree que el asombro puede ser una «receta» eficaz contra el estrés, la ansiedad, la depresión y el trastorno de estrés postraumático (TEPT). Su centro realizó un estudio en el que llevaron a veteranos con TEPT a la naturaleza. A lo largo de una semana, observaron un descenso del 30% de los síntomas del TEPT.

«Se ha escrito sobre el asombro desde el principio de los tiempos —dice Keltner—. El sobrecogimiento se produce cuando nos encontramos ante cosas inmensas que no comprendemos. Los estudios demuestran que nuestro sentido del yo se hace más pequeño. Sentimos que estamos conectados a cosas más grandes, como los ecosistemas. Sentimos curiosidad por el mundo. Nuestra mente se expande. El asombro nos hace comprometernos con la comunidad que compartimos; dejamos a un lado nuestras diferencias y nos interesamos más por los demás. Los datos van llegando, y yo creo que el asombro podría ser la vía más importante para la curación y la resiliencia».

El asombro: ¿un medicamento antiestrés de larga duración?

Keltner sigue investigando sobre el asombro y la resiliencia humana, y una de las cuestiones que se plantea es cuánto duran los efectos del asombro. Sabemos que las experiencias de asombro no solo reducen el estrés, sino que también dejan una marca neuronal: el asombro puede desactivar la red cerebral que alimenta la rumiación y el vagabundeo mental negativo sobre uno mismo. Pero ¿es duradero? ¿Es fugaz y transitorio, actúa solo en ese momento, o tiene efectos residuales que permanecen?

Yo creo que podría durar toda la vida.

Mi colega George Bonanno, experto mundial en traumas y autor de *The End of Trauma*, tuvo una infancia difícil. Al crecer, tuvo que lidiar con un padre maltratador; se fue de casa cuando era adolescente, se metió en el mundo de las drogas y vio cómo su vida empezaba a desmoronarse. Con diecisiete años decidió abandonar su ciudad natal para alejarse de las adicciones y las malas influencias e intentar empezar de cero. Decidió pedir aventón hacia la costa oeste de Estados Unidos. Un amable camionero lo recogió, se enteró de su historia y acabó desviándose de su ruta cientos de kilómetros para acercarlo a su destino. George no se acuerda de cómo se llamaba aquel hombre, pero sí de lo que le dijo: «Chico, lo que estás haciendo es realmente lo mejor. Tomarás las riendas de tu vida. Cometerás errores, pero no pasa nada, porque serán tus errores, aprenderás de ellos y crecerás».

Al anochecer, el conductor tuvo que dar media vuelta y regresar en la otra dirección. Le aconsejó a George que se alejara un poco de la autopista, durmiera en la colina (le indicó el camino) y siguiera pidiendo aventón por la mañana. Así que George subió por la colina en plena oscuridad, desplegó el saco y se quedó dormido bajo las estrellas. Cuando despertó al amanecer, se dio cuenta de que estaba en mitad de una cadena montañosa. Él no había visto nunca las montañas. El cielo era inmenso, estaba lleno de reflejos rosas y púrpuras, y tuvo una sensación sobrecogedora; todavía le cuesta describirla, y hoy se refiere a ella como «una sensación de estar frente a Dios, de una forma no conceptual».

«En aquel momento percibí un orden claro en el universo —dice ahora, muchas décadas después—. Atemporal, ni bueno ni malo, y me sentí en contacto con él. Entonces supe que todo iba a ir bien. Mi vida iría bien. Y, literalmente, a partir de aquel momento, mi vida fue bien».

Ahora George es un pionero del estudio de la resiliencia humana y su trabajo ha demostrado que muchas personas, después de pasar por un episodio traumático, recuperan su estado de bienestar relativamente rápido, en unos pocos meses, y que la gran mayoría lo hace en uno o dos años. Somos resilientes. Nuestros cuerpos, nuestras células y nuestros espíritus están hechos para la resiliencia. Y el asombro es un hacha que llevamos con nosotros, con la que podemos atravesar momentos difíciles y reforzar la resiliencia interior. Puede que hayas tenido momentos en los que tu vida tenía más sentido, veías tu lugar en ella y cómo encajaban las piezas del rompecabezas. Estas percepciones se producen cuando estamos en estados mentales verdes o azules, rara vez rojos o amarillos.

«Experimentar el asombro» no es algo que suela aparecer en nuestras listas de tareas diarias, semanales o mensuales. Pero debería. Keltner me habló de un periodo reciente en el que se olvidó de la importancia de vivir experiencias de asombro con regularidad.[15] En 2019 perdió a su hermano pequeño, al que estaba muy unido. Entonces llegó el COVID-19 y, con él, los factores de estrés que todos experimentamos: estar aislados o alejados de amigos y familiares, las preocupaciones por la enfermedad y la incertidumbre sobre el futuro. Pasaron dos años en los que tuvo la sensación de que se limitaba a salir adelante apretando los dientes cabizbajo. Y un día se dio cuenta: se sentía fatal.

«Notaba la tensión constante del estrés crónico. El calor de la inflamación. La mente obsesionada con los problemas —dice—. ¡Lo más seguro es que mis células estuvieran envejeciendo prematuramente! Y entonces lo pensé: yo estudio el asombro; tengo que vivirlo».

Estábamos en la época del COVID-19, así que los grandes viajes estaban descartados. Además, se había comprometido a llevar una vida con una baja huella de carbono: nada de grandes viajes por carretera ni de aviones ni de comprar montones de cosas. Tenía que experimentar el asombro con sencillez. Se lanzó a buscar esa sensación por todas partes. Salía a pasear y encontraba árboles nuevos en los que no había reparado antes. Oía música. Observaba el cielo al atardecer. Empezó a leer por placer de nuevo, para volver a las grandes ideas que solían ampliarle la mente y emocionarlo. Y funcionó. La pena y las preocupaciones seguían ahí (pues no desaparecen), pero ya no le consumían.

Reajusta tu sistema nervioso, vivas donde vivas

Conectar con la naturaleza no es fácil para todo el mundo. Nos suele gustar aquello con lo que hemos crecido y a lo que estamos acostumbrados. Puede que, para muchas personas, sumergirse en la naturaleza en estado puro no sea inmediatamente tranquilizador porque no les resulte familiar. Quienes hemos crecido en un paisaje más urbano y estamos acostumbrados a los ritmos, las vistas y los sonidos de la ciudad podemos sentirnos inicialmente más seguros y tranquilos en ese entorno tan ajetreado. Pero me gustaría decir que si le damos una oportunidad, si dedicamos un tiempo a familiarizarnos con esos paisajes verdes o azules, hay una parte profunda en nuestro interior que sentirá una mayor sensación de serenidad, concentración y quietud mental cuando estemos rodeados de la naturaleza que cuando lo estemos de un mundo creado por el ser humano.

La inmersión total en la naturaleza puede proporcionar una especie de «superefecto», por lo que te animo a probarlo. Pero cuando hablamos de gestionar el estrés cotidiano, la naturaleza urbana también tiene un gran poder.

En los estudios realizados, la presencia de zonas verdes urbanas se asocia a una mejor atención, una menor frecuencia cardiaca, un índice inferior de ansiedad y un mayor grado de tranquilidad. En cambio, la escasez de vegetación urbana se asocia a mayores índices de violencia, peor salud mental, menor actividad física y mayor mortalidad.[16] Los niños también se ven afectados: las zonas con pocas áreas naturales se asocian a mayor hiperactividad y problemas de conducta, y todo ello se relaciona con factores socioeconómicos.[17] ¡Parece que a los telómeros también les gustan los espacios verdes! Un estudio realizado en Hong Kong descubrió que quienes vivían en las afueras, con más zonas verdes y espacios naturales, tenían los telómeros más largos que quienes vivían en las zonas más profundas de la ciudad (de nuevo, un hecho relacionado con los factores socioeconómicos).[18] Los peces de los ríos rurales tienen telómeros más largos que los peces de los ríos urbanos y más contaminados.[19] Lo mismo ocurre con las aves rurales en comparación con las urbanas.[20] Los jardines y los árboles fomentan el bienestar y la calma de muchas formas, incluso en los espacios urbanos.

Hace poco, hablando con un amigo, menosprecié la naturaleza urbana al decir: «¡Me mata la falta de naturaleza!». Estaba comparando los paseos por la ciudad con una larga inmersión en la naturaleza salvaje. Mi amigo objetó amablemente (y con razón) que, si la busco, la naturaleza está en todas partes. Las ciudades están construidas sobre la naturaleza, que irrumpe alegremente por doquier. Los pájaros construyen sus nidos en los árboles o donde pueden (en canalones, escaleras de incendios e incluso macetas). Hay plantas resistentes que brotan de las grietas del asfalto. Los jardines prosperan en pequeñas parcelas de césped o en jardineras y otros recipientes. La naturaleza rezuma siempre: es algo que notamos y hasta podemos cultivar. Ahora aprecio mi jardín más que nunca y abro mis canales sensoriales a toda la naturaleza que prospera en la ciudad. Y aun anhelando el contacto con la naturaleza salvaje y sabiendo lo mucho que me beneficia, también aprecio a diario la naturaleza urbana. Ahora salgo todos los días al jardín para notar la tierra bajo los pies descalzos, sentir el sol en la cara y oír el canto de los pájaros.

Tu misión de hoy

Vive la naturaleza. Vive el asombro. Piensa en cuál es tu lugar en el mundo. Recuérdate cuál es la «dimensión» real de tus problemas vistos desde una perspectiva más amplia. Los estímulos sensoriales de la naturaleza nos envían señales de seguridad, calma y arraigo: son señales profundas y evolutivas. Hasta la naturaleza urbana puede hacerlo. Es el estado mental verde.

Lo hicimos muy bien durante la pandemia y vimos beneficios cuantificables, así que aprendamos de ello. La pandemia marcó un antes y un después en la ciencia del estrés: aprendimos mucho sobre lo que realmente refuerza la tolerancia al estrés y nos aporta más bienestar y alegría. Y la naturaleza tuvo mucho que ver en eso. Recuerdo que cuando llegaron las vacunas, los lugares de trabajo empezaron a reabrir y la vida comenzó a recuperar (al menos por el momento) el ritmo anterior a la pandemia, Elizabeth Blackburn, mi compañera en el estudio de los telómeros, me dijo: «No debemos dejar que el efecto de la pandemia se desperdicie».

Las crisis crean oportunidades de cambio; es lo que llamamos «crecimiento postraumático». La naturaleza fue un mecanismo de afrontamiento muy utilizado durante la pandemia, y gracias a estudios a gran escala hemos sabido lo beneficioso que es. Tenemos que aprender de esto. No vuelvas a meterte en casa: sal siempre que puedas y experimenta el baño sensorial del mundo natural, que hace maravillas con tus valores de referencia del estrés al desplazarlos hacia el estado mental verde.

En la naturaleza hay estabilidad y lentitud; es paciente y resiliente en sí misma, y eso es también lo que nos inspira en el cuerpo. Por dentro llevamos la presión de los días que nosotros mismos hemos construido; mientras que por fuera nos damos cuenta de que el marco temporal que importa se mide en años y siglos. Vamos caminando por el bosque y vemos que un árbol enorme ha caído y ha muerto, y enseguida vemos los nuevos brotes, los retoños que crecerán durante el próximo siglo. Vemos la historia de la tierra y el futuro. Y tengo que decir que, debido a la crisis climática, también siento tristeza y a veces desesperación por la amenaza que se cierne sobre la naturaleza, y estoy segura de que ustedes también. La naturaleza es necesaria para nuestro bienestar y nuestra supervivencia, y tenemos que poner en práctica las acciones necesarias para protegerla (hablaremos de esto más adelante).

Hoy aprovecharemos el gran poder calmante de la naturaleza, sea cual sea el formato en el que puedas disfrutarla. Si no puedes rodearte de naturaleza salvaje, no pasa nada: que no se te olvide que la naturaleza es poderosa y útil en todas sus formas. La naturaleza nos influye a través de los canales sensoriales, por lo que hay muchas formas de entrar en contacto con ella: podría ser un paseo por el barrio, salir al jardín o incluso llevar los sonidos y olores de la naturaleza a tu casa u oficina. Sea cual sea el método que elijas, tu misión es reajustar el sistema nervioso utilizando las señales del mundo natural. Tanto si creas un santuario evocador de la naturaleza en un lugar interior como si sales al exterior, el contexto cambia, y con él cambian también tus procesos físicos y mentales, que se hacen más tranquilos, alegres y resilientes. Hoy, deja que la naturaleza haga el trabajo por ti.

EJERCICIO DE HOY

DEJA QUE LA NATURALEZA REDUZCA EL ESTRÉS

HABILIDAD PARA LLEVAR EN TU MOCHILA: CONSIGUE PERSPECTIVA Y CONEXIÓN

Hoy puedes elegir entre tres opciones, en función de lo que puedas hacer. Y lo que hoy no puedas hacer, siempre podrás intentarlo más adelante. Cualquiera de estos ejercicios servirá para reducir el estrés, reajustar el sistema nervioso y «reiniciar» para seguir adelante con tu día de un modo más tranquilo y resiliente.

Opción 1: Sumérgete en la naturaleza

Piensa en algún lugar al que puedas ir hoy en el que te sientas en plena naturaleza, lejos de los sonidos y paisajes urbanos. Hoy vas a pasear por la naturaleza e introducirte plenamente en ella, sintonizando la mente con lo que te rodea, fijándote en las vistas y en los pequeños detalles. Mi amigo Mark Coleman, que es británico y organiza regularmente retiros en la naturaleza,[21] a este tipo de paseos los llama *bimbling*, «caminatas sin rumbo fijo». No se intenta llegar a ninguna parte. No se trata de terminar una ruta de senderismo ni de alcanzar una cima. Solamente hay que pasear despacio, observando las cosas a medida que avanzas.

Lo ideal es ir solo. De todas formas, si te sientes mejor con otras personas, también es válido. Pero recuerda que no es el momento de hablar y ponerse al día. Es una experiencia sensorial. Camina en silencio, despacio y separado de los demás. Lo que tienes que conseguir es que tus sentidos participen de la naturaleza. Es el momento de dirigir la atención hacia fuera, de abrirte a lo que ves, oyes, hueles, saboreas y sientes. De lo contrario, es fácil que termines centrándote en otra cosa: tus propios pensamientos. Si caminas despacio y en silencio, pero tu mente está en otra parte, al final del paseo no habrás visto nada.

Deja que el portal mágico de tu atención se abra a lo que te rodea. Respira hondo y empieza a caminar con estos objetivos en mente:

- **Camina en silencio con los oídos bien abiertos.** Escucha los pájaros, la brisa, el movimiento, el agua. Intenta contar el número de sonidos que oyes. Una vez que empieces a escuchar, te puede dar la impresión de que percibes la rica textura de los sonidos de la naturaleza por primera vez.
- **Nota la sensación del viento, de tu cuerpo al moverte y de tus pies a cada paso.** Como dice Thich Nhat Hanh: «Imprime paz y serenidad en la Tierra. Camina como si estuvieras besando la Tierra con los pies».[22]
- **Observa cómo cambia la vista al caminar despacio.** Fíjate en el suelo, las plantas, el cielo, la luz y los colores.
- **Párate para acercarte todo lo que puedas.** Toca las hojas, la corteza y las flores. Huélelos. Si no te da vergüenza, abraza el tronco de un árbol, o al menos apóyate en él, en su peso y solidez.
- **Recuerda que estás hecho de naturaleza.** El agua que hay en ti es el agua de este planeta, agua subterránea o de los embalses de tu localidad. Los gramos de microbioma de los que dependes (en el intestino, los pulmones, la piel) están confor-

mados por tu entorno local, los productos que comes, el aire que respiras (sí, hay millones de microbios en el aire). Conoce y déjate conocer por el mundo natural, del que formas parte.

Cuando caminas así por la naturaleza, con los sentidos bien abiertos, la mente rumiante se detiene y todo el estrés que estés reteniendo puede disiparse sin que tú te esfuerces conscientemente en ello. Cuando te das la vuelta para volver a casa, te vas renovado y listo para retomar las exigencias del día, con más fuerza y con unos valores de referencia más cercanos al estado mental verde. Podrías hacer una foto que te emocione para revivir esa sensación más tarde.

Intenta caminar sin rumbo fijo al menos quince minutos... io todo el tiempo que puedas! Tómate una hora, si puedes. No existe una inmersión «excesiva» en la naturaleza.

Opción 2: Recarga las pilas en la naturaleza urbana

Para hacer una escapada urbana más eficaz, busca un lugar donde no veas ni oigas coches. Podrías ir a un parque, un paseo marítimo o un barrio tranquilo. Funciona mejor cuando puedes rodearte de árboles u otro tipo de vegetación, disfrutar de algún tipo de vista o estar cerca del agua. Pero utiliza lo que tengas. Siempre estará el cielo.

El objetivo es utilizar los sentidos y desactivar el «estado alerta urbano». Si puedes aprovechar la experiencia sensorial en la ciudad, podrás conseguir una útil miniversión del efecto de la naturaleza.

Tómate todo el tiempo que tengas; incluso quince minutos pueden ayudar a que tu sistema se restablezca. Camina despacio. Intenta acompasar la respiración al ritmo de los pasos. Dirige la atención a los elementos del mundo natural que te rodea, a ver qué notas. Observar la vida silvestre, incluso en un paisaje urbano, tiene un efecto calmante adicional. Podrías ver pájaros o ardillas. Incluso poner un comedero y atraer colibríes a tu jardín. Observar un colibrí, cuyas alas pueden batirse hasta ochenta veces por segundo, puede provocar una sensación de asombro.

Opción 3: Atrae la naturaleza hacia ti

Para poner en práctica este método, llevarás la naturaleza a tu propio espacio. Los sentidos son poderosos. Las sensaciones, los olores y los sonidos afectan al sistema nervioso. Los estudios sobre aceites esenciales (de plantas como el cedro y, sobre todo, la lavanda, que liberan compuestos orgánicos volátiles) demuestran que su inhalación provoca una reducción breve pero significativa de la sensación de estrés y ansiedad.[23] Naturalmente, esto funciona mejor con un pequeño masaje (frotando el aceite en las manos, los pies, el cuello o la espalda). Hay muchas ideas circulando sobre el efecto de los aromas de los aceites esenciales en la neuroquímica.[24]

Busca un sitio en tu casa en el que puedas estar a solas y sentarte cómodamente (en una silla o en el suelo), o acostarte. Si tienes aceites de aromaterapia calmantes, utilízalos. También puedes llevar elementos naturales a casa, como flores, hierba, hojas, bellotas o cualquier cosa que evoque el aire del exterior y el mundo natural. Activa las señales auditivas de la naturaleza.

Busca una grabación de sonidos de la naturaleza que te resulten familiares: viento, lluvia, olas (solo hay que escribir «sonidos de la naturaleza» en YouTube o bajarte una aplicación de música para encontrar muchas opciones), y luego realiza una breve actividad respiratoria que te ayude a entrar en ese estado mental que vaya «de verde a azul».

- Fíjate en tu flujo respiratorio, poniéndote una mano en el vientre y la otra en el pecho. Notarás que el vientre se infla más que el pecho.
- Haz cinco respiraciones por la nariz, de forma que las exhalaciones sean más lentas que las inhalaciones.
- Ahora pon la atención fuera de ti; dirígela hacia tus sentidos y hacia la estancia en la que te encuentras.
- Concéntrate en los sonidos. ¿Cómo es el aire cuando inhalas? ¿A qué huele? ¿Quieres tocar o examinar algún objeto de la naturaleza?
- Imagina que estás en lo más profundo de la naturaleza, ya sea junto al agua o en un bosque, y visualiza una imagen detallada.
- Piensa que esta vasta extensión de naturaleza puede contener cualquiera de tus pensamientos y emociones; es lo suficientemente grande como para albergar todas tus vivencias. Deja que te sostenga y te apoye ahora mismo.

Sea cual sea el modo en que decidas conseguir tu dosis de naturaleza, belleza o asombro, me gustaría dejarte una cita de John Muir: «La paz de la naturaleza fluirá hacia ti como la luz del sol fluye hacia los árboles. Los vientos soplarán su frescura hacia ti, y las tormentas su energía, mientras que las preocupaciones caerán como hojas de otoño».[25]

SOLUCIÓN DE PROBLEMAS

¿Y si no sientes la fabulosa sensación de la que dicen maravillas los demás? Hay personas que la perciben enseguida y otras no. Puede que tú no la sientas como otros la describen o que no te llegue fácilmente. Pero eso no significa que la naturaleza no funcione en tu caso. A pesar de todo, el mundo natural seguirá actuando en tu sistema nervioso.

No hay una receta única para el asombro, y no es un requisito, por muy hermoso que sea el paisaje. No hay que forzarlo. Puede haber otro tipo de experiencias que te aporten la sensación de asombro y amplitud que algunas personas sienten ante una cadena montañosa o el océano. Ver videos de actos humanos heroicos o del espacio suele provocar sentimientos de asombro. El asombro es una experiencia que podemos cultivar prestando atención y teniendo curiosidad por las cosas en las que no solemos fijarnos. Fíjate en lo que te rodea, comenzando por los detalles más nimios, para luego ir ampliando la perspectiva hasta alcanzar una visión completa. Intenta hacer cinco fotos cada semana de algunos lugares que te causen asombro y describe en pocas palabras las emociones o pensamientos que te inspiran.

Si no te sientes cómodo en la naturaleza...

Si estar en plena naturaleza te provoca incomodidad, tómate tu tiempo. Si estás en un ambiente que percibes como un entorno desconocido o amenazador, entrarás en un estado de alerta que no es el que buscamos. Pero esto no significa que no puedas aprovechar los beneficios de la naturaleza. Una cosa que podrías hacer es observar las plantas y los árboles de tu vecindario o llevar los sonidos y aromas de la naturaleza a un espacio en el que te sientas seguro. Plantéate también la posibilidad de ir familiarizándote con la naturaleza poco a poco.

También es posible que prefieras un tipo de naturaleza a otro. Se sabe desde hace tiempo que cada uno busca el entorno que se adapta mejor a su personalidad. Las personas extrovertidas, por ejemplo, tienen una mayor necesidad de actividades y conexiones sociales —y se sienten mejor después de realizarlas— que las introvertidas, que se sentirán agotadas; además, las extrovertidas se sienten cómodas en lugares más ruidosos, como los cafés. Y cada uno tiene sus propias preferencias individuales: varios estudios del psicólogo cultural Shigehiro Oishi y su equipo demostraron que las personas extrovertidas prefieren el mar, mientras que las introvertidas prefieren los bosques, las montañas y otros lugares más tranquilos y apartados.[26]

Aunque es importante respetar las preferencias personales y el nivel de comodidad de cada uno, también es bueno esforzarse un poco. La novedad y la exploración ayudan a desarrollar la resiliencia. Por más que te sientas un poco «alerta» la primera vez en un ecosistema desconocido, apuesto a que te aclimatarás rápidamente y empezarás a notar los beneficios de la reducción del estrés.

DÍA 6

ADEMÁS DE RELAJADO, RENOVADO

Desde el segundo en que nacemos, respiramos. Respirar es esencial para la supervivencia, y aun así casi nadie se para a pensar en su respiración. La mayoría de los procesos respiratorios son involuntarios y están controlados por el tronco encefálico. Respiramos mientras dormimos. Mientras comemos. Mientras hablamos. También podemos controlar la respiración: a menudo notamos y ajustamos la respiración al hacer ejercicio, por ejemplo, o cuando nos enojamos, para calmarnos. Pero también influimos en nuestra respiración de otras formas, de las que no siempre somos conscientes.

Varios estudios han descubierto que cuando estamos trabajando, la respiración cambia. Respiramos más veces por minuto; la respiración es más superficial. En el trabajo, respiramos más deprisa. Incluso existe un fenómeno que algunos llaman «apnea del correo electrónico»: cuando estás consultando el correo electrónico, es probable que estés aguantando la respiración.

Cuando estamos en tensión (cuando los valores de referencia son altos), tendemos a respirar más veces por minuto, y esas respiraciones no suelen ser profundas, sino superficiales. Respondemos al estrés con una respiración ligera y rápida, y muchas veces respirando por la boca. ¡Un ligero jadeo! Y este tipo de respiración provoca una respuesta de estrés en el organismo.[1] La respiración superficial y rápida envía una señal al cuerpo: prepárate para la acción; esa es una versión sutil de la reacción de lucha o huida, es decir, pone en alerta a nuestro sistema nervioso. Los patrones respiratorios (que suelen ir en piloto automático y son, en gran medida, inconscientes) influyen en el estrés y la tensión que mantenemos en el cuerpo a la vez que se ven influidos por ese mismo estrés y tensión. A la larga, esto puede convertirse en una especie de «espiral del estrés»: el estrés del día desencadena un patrón respiratorio más ligero y rápido, marcado por periodos en los que aguantamos inconscientemente la respiración, lo que a su vez mantiene activado el sistema nervioso simpático. Y acabamos en lo que podríamos denominar «estado mental naranja»: a medio camino entre la carga cognitiva y la excitación del estrés.

Por lo tanto, te pregunto:

¿Con qué frecuencia aguantas la respiración?

¿Tu respiración es profunda o superficial?

¿Cuánta tensión estás manteniendo en el cuerpo, en el pecho?

Ahora mismo, en este preciso momento, ¿hasta qué punto estás respirando plenamente?

El problema es que no descansamos de verdad

Al plantearte las preguntas anteriores, ¿qué has notado? ¿Tenías los hombros tensos? ¿El cuerpo o la mente estaban orientados hacia delante? ¿Tu respiración era lenta y completa, o ligera y superficial? Ahora, párate un momento, respira hondo —deja que el aire te llene profundamente y luego suéltalo por completo— y piensa: ¿cómo ha sido, comparado con tu respiración habitual? ¿Distinto?

Este estado mental amarillo de activación constante del sistema nervioso, junto con la respiración poco profunda, ligera y rápida que lo acompaña, nos parece normal. Estamos acostumbrados. Lo hemos aceptado como nuestro valor de referencia. Por eso, cuando nos enfrentamos a un periodo de estrés elevado o a un factor estresante diario que desencadena un pico en nuestro sistema nervioso simpático, nos ponemos aún más nerviosos y entramos de lleno en el estado mental rojo. Cuando volvemos al estado mental amarillo, nos parece que nos hemos «relajado», pero el problema es que en realidad no lo hemos hecho. Hemos vuelto al valor de referencia, pero no es un valor en el que podamos estar lo suficientemente relajados.

No nos podemos conformar con volver a ese valor inicial. Lo que queremos es situarnos por debajo de ese valor de referencia, alcanzar un verdadero descanso: lo que antes hemos llamado «descanso profundo» o «estado mental azul». En este estado de reposo profundo se produce la revitalización fisiológica del cuerpo y la mente que tanto necesitamos y que nos ayuda a salir de ese estado continuo de estrés.

El estado mental azul, aunque solo lo alcancemos durante breves periodos, además de aportarnos un rejuvenecimiento biológico, nos permite reducir los valores de referencia; y, como dijimos al principio del libro, reducir los valores iniciales de estrés nos permite funcionar con un nivel de excitación del sistema nervioso más saludable y biológicamente sostenible.

No podemos estar en un estado de descanso profundo todo el tiempo. Eso sería imposible. Pero ¿sabes con qué frecuencia descansamos la mayoría?

Casi nunca.

Por eso, hoy quiero hablar del descanso profundo. Si queremos vivir una vida vibrante con una buena tolerancia al estrés, el descanso profundo no es opcional. Es un requisito. Es tan necesario como el oxígeno, y de hecho tiene mucho que ver con el oxígeno.

Si estamos constantemente en un estado de gran excitación por estrés, nuestra respiración es superficial y existe un desgaste crónico de las células. Este estado mental amarillo hace que se nos agote la batería rápidamente: al final del día nos sentimos agotados y, cuando termina la semana, tenemos la sensación de no habernos «recargado» en absoluto. Necesitamos un descanso. Necesitamos recargar las pilas. Necesitamos crear condiciones en las que el cuerpo pueda llevar a cabo algunos procesos críticos de rejuvenecimiento de la mente, el cuerpo y las células que nos hemos estado saltando. Nuestro nivel de estrés se manifiesta en la frecuencia respiratoria, que es uno de los muchos factores que lo determinan. Alerta de *spoiler*: el descanso profundo que necesitamos también está relacionado con la respiración.

En un estado de descanso profundo, el ritmo de la respiración se ralentiza. Aumenta la cantidad de oxígeno que atraviesa la barrera entre los pulmones y los vasos sanguíneos. Suben los niveles de óxido nítrico, lo que hace que los vasos sanguíneos se dilaten y que, a su vez, la sangre y el oxígeno viajen más rápido por el cuerpo. La presión arterial disminuye y el ritmo cardiaco se reduce. Estos procesos fisiológicos están estrechamente relacionados con los patrones respiratorios. Y todos estos cambios en el cuerpo indican que estamos entrando en un estado mental azul, un estado de verdadero descanso y relajación profundos.

¿Cómo lo conseguimos?

El descanso profundo: ¡más difícil de lo que parece!

Te quedas en el sofá viendo un programa que te encanta. Sacas al perro a pasear o a correr. Preparas tu plato favorito y disfrutas de los olores y la textura al cocinar. Te tomas un momento en el trabajo para ver las redes sociales y enviar mensajes a tus amigos.

Todas estas actividades parecen muy relajantes. Pero ¿lo son?

Un error que todos cometemos es confundir las pausas y el ocio con el verdadero descanso. Es importante hacer pausas en el trabajo o cuando nos dedicamos a cuidar a otras personas, y hacer cosas que nos gusten, como pasar tiempo con nuestros seres queridos, disfrutar de libros y películas… Y sí, es una forma de relajación: tiene categoría de «estado mental verde». Pero estas actividades no te llevan a alcanzar un descanso profundo por dos razones: primero, porque probablemente seguirás pensando en otras cosas; y segundo, porque estás ocupado, y la mente azul se alcanza más fácilmente cuando no estás haciendo, sino «siendo», es decir, cuando estás sentado o acostado, receptivo y centrando tu atención en algo distinto a tu contenido mental. Muchas de las cosas que la gente hace para relajarse no son verdaderamente reparadoras. Son valiosas en sí mismas, pero superficiales en comparación con los estados de descanso profundo. Hay una gran diferencia entre el estado mental verde y el azul.

Intenta evocar un momento en el que sintieras una relajación total y verdadera. Cuando sentiste que tu cuerpo y tu mente se tomaban un descanso total del trabajo. Puede que estuvieras en un lugar concreto (mucha gente habla de la naturaleza, porque, como vimos en el capítulo anterior, la naturaleza puede inducir este tipo de estados mentales azules). O puede que se trate más bien de un lugar en el que no estabas; puede que estuvieras alejado del ajetreo y las exigencias habituales de la vida diaria. No solemos alcanzar estados de relajación profunda mientras estamos rodeados de un montón de ropa por doblar o el zumbido del portátil anunciando la llegada de más correos electrónicos. También es probable que te sintieras seguro, porque la seguridad es un requisito previo a la relajación profunda. El descanso profundo suele coincidir con el aislamiento físico. Se produce un «estrechamiento» sensorial o incluso una privación, una ausencia de estímulos. Nos encontramos en un estado receptivo de consciencia (no orientados hacia delante, mirando hacia el futuro que imaginamos, sino reclinados hacia atrás o acostados). Tenemos la sensación de que la atención flota ligera y abiertamente; no nos preocupamos por nada en particular ni nos enredamos en cavilaciones, sino que podemos sentirnos soñadores, creativos o a la deriva. Somos capaces de dejar que los pensamientos surjan con calma y pasen.

Cuando le pido a la gente que recuerde un momento de relajación profunda, hay quienes piensan en unas vacaciones, en una auténtica escapada; otros dicen que fue en una excursión a la naturaleza o durante un largo masaje. Para mí, es el final de una larga clase de yoga. La mayoría de las clases de yoga termina con una postura llamada *savasana* o «postura del cadáver»: el objetivo es acostarse en el suelo, sin hacer nada, mientras se recargan los recursos energéticos del cuerpo. Después de *savasana* me levanto a regañadientes para seguir adelante con mi día… pero sintiéndome tranquila y recargada. Este estado de relajación profunda suele darse después de prácticas de regulación del cuerpo y la mente como el yoga, la meditación o el *qigong*. Si lo has sentido alguna vez, ¡lo más probable es que quisieras que no terminara! Porque eso es la mente azul. Un descanso total de la ajetreada actividad mental, un periodo de recuperación y despertar tras el estado de alerta.

Puede que cuentes con una dilatada experiencia o que no lo hayas experimentado aún, pero no pasa nada. La mayoría de nosotros tenemos muy pocos momentos de descanso durante la semana o incluso a lo largo del año. Parece que el descanso debería ser algo fácil de hacer (natural, sin esfuerzo, automático), pero en realidad es una de las cosas más difíciles. La idea de tomarse un tiempo es difícil, y la de «no hacer nada» lo es aún más. Por más que quisiéramos, no podemos acostarnos en el sofá y entrar rápidamente en un estado de descanso profundo. El cuerpo y la mente no se relajan tan rápida ni tan fácilmente. Lo que realmente nos ayuda a conseguirlo son las prácticas de regulación del cuerpo y la mente. La postura de *savasana* es famosa por ser la más importante del yoga, pero también es la más difícil de hacer bien, lo cual puede parecer extraño en una práctica en la que algunas posturas implican increíbles proezas de fuerza y flexibilidad. El principio clave de la postura del cadáver es dejarse llevar, renunciar completamente al control y relajarse de verdad. Hay una razón por la que la *savasana* se hace al final de la práctica de yoga: dejar ir es tan difícil que tenemos que preparar la mente y el cuerpo para conseguirlo.

Biología celular del descanso profundo

Cuando se produce el descanso profundo, ocurre algo único en cuerpo y cerebro. Es lo contrario del estado de alerta que tenemos por defecto. Al principio de esta semana hablábamos de cómo el proceso de recuperación después del estrés hormético crea otro proceso que activa un «equipo de limpieza» que acaba con los radicales libres, los residuos y las células viejas. Este proceso de limpieza que desencadena el estrés positivo es excelente para el cuerpo a nivel celular. Pero el descanso profundo hace otra cosa. Hace algo más.

El descanso profundo provoca una recuperación biológica, pues al incrementar las hormonas sexuales y del crecimiento, también aumenta la capacidad del cuerpo de restaurar, curar y regenerar los tejidos. Tener estados de reposo profundo mientras estamos despiertos es una potente forma de recuperación del cuerpo y de la mente. Durante el sueño también tenemos una fase de descanso profundo: la fase de sueño profundo (o sueño de ondas lentas) es el estado más reparador que tenemos. Hay un bombeo de líquido cefalorraquídeo que limpia las proteínas amiloides y otros desechos del cerebro.

En el campo de la ciencia del estrés, una de las formas de medir el impacto del descanso profundo ha sido estudiar a las personas que se van de retiro. Un «retiro» puede significar muchas cosas. A menudo hace referencia a un curso de meditación estructurado o a un retiro en silencio organizado en un centro de retiros con monitores que cuentan con la formación adecuada. Pero eso es solo uno de los muchos posibles sentidos del término. «Retirarse», en el verdadero sentido de la palabra, puede significar simplemente alejarse del entorno habitual, el que está lleno de estímulos y exigencias. Por ejemplo, quedarse solo en una cabaña en el bosque.

Los centros de retiro ofrecen las condiciones ideales para relajarse más de lo habitual. Es un espacio de tiempo protegido en el que se imponen límites. Estás a salvo, lejos de las cosas que suelen activar el sistema nervioso simpático (trabajo, correo electrónico, tecnología, cuidado de otras personas, relaciones espinosas… todo lo que esté ocurriendo en tu entorno habitual y que pueda provocarte un estado de estrés).

Yo he experimentado los estados más profundos de descanso durante los retiros, y sus efectos me acompañan durante semanas. Creo que, a largo plazo, vale la pena que pienses en cómo podrías sacar un hueco para hacer un retiro de algún tipo, ya sea un programa formal en un centro o simplemente un fin de semana en el bosque. Tomarnos este tipo de tiempo para nosotros mismos —un tiempo intensamente protegido, sin tecnología y centrado en el descanso— es algo a lo que rara vez le damos prioridad, pero lo necesitamos. Sin embargo, en la actualidad no tenemos una semana para alejarnos de la vorágine de la cotidianidad. Lo que tenemos es este momento, el instante en el que lees este capítulo, y los pocos minutos que puedas dedicarle a un nuevo ejercicio. ¿Podemos crear una mentalidad de «retiro» en un tiempo mucho más corto, algo para lo que no necesitemos tomarnos una semana de vacaciones, sino que podamos hacer ahora y todos los días?

Un estado mental de «retiro»

El cerebro humano, un órgano aislado en la oscuridad del cráneo, depende totalmente de las entradas sensoriales para obtener información actual. El cerebro opera prediciendo lo que puede ocurrir a partir de toda esa información. Las emociones son, básicamente, la mejor estimación que hace el cerebro de cómo debería responder a una situación dadas las señales que recibe del cuerpo, junto con sus recuerdos de situaciones similares.[2] Por ejemplo, si has estado lidiando con numerosas crisis en el trabajo (respondiendo a montones de correos electrónicos difíciles, uno tras otro), la próxima vez que oigas el sonido de un correo que llega a la bandeja de entrada, puede que te sientas ligeramente más tenso y vigilante incluso antes de abrir el correo. La respuesta del cerebro se basa en la experiencia y la costumbre. Pero podemos romper este ciclo y cambiar nuestra trayectoria para lograr estados de descanso más profundos.

Podemos moldear la actividad cerebral y los estados habituales de estrés cambiando las señales que el cerebro recibe del cuerpo. Podemos diseñar una experiencia física que envíe señales «correctoras» al cerebro, que modifique las señales interoceptivas y cómo nos sentimos en ese momento. Dicho de otro modo: una buena fórmula, para empezar, es aumentar todas las señales y condiciones que le dicen a nuestro cuerpo que estamos seguros, que nos sentimos cómodos y que no hay nada que hacer en este momento salvo relajarnos. Podemos utilizar toda una serie de señales —luz tenue u oscuridad, cojines suaves o antifaces, imágenes o símbolos relajantes, o estar en una habitación segura y cerrada— para decirle al cuerpo que puede relajarse y bajar la guardia. Y, en este estado, el cuerpo acaba haciendo el resto. Detecta que se encuentra en un entorno seguro para dirigir la energía al mantenimiento de las células. Y lo más importante: es un proceso que se retroalimenta. La experiencia del descanso profundo crea recuerdos corporales que influirán en la forma en que el cerebro predecirá las mismas señales sensoriales e interoceptivas en el futuro. Es un bucle de retroalimentación positiva: estamos añadiendo nuevos datos que favorecen el descanso profundo a nuestras predicciones cerebrales futuras, así que la próxima vez llegaremos a estados de descanso profundo con más facilidad y rapidez.

Los retiros facilitan el descanso profundo. Sería estupendo poder crear este estado mental de «retiro» a diario. Yo intento hacerlo por la noche, durante mi ritual de relajación antes de dormir. Sin importar dónde estemos, podemos crear una experiencia similar a la de un buen retiro si nos fijamos en sus componentes: evitas atender las peticiones de los demás; tienes el celular apagado (y lo ideal sería que ni siquiera lo tuvieras cerca); te sientes socialmente a salvo, pues estás cómodamente solo o en un silencio agradable con otras personas que persiguen el mismo objetivo. En esta situación, el sistema nervioso se reajusta. Desconectamos de las fuentes de estrés y volvemos a conectar con nosotros mismos, con una calma interior. Al alejarnos de las exigencias del mundo exterior, aliviamos nuestra enorme carga cognitiva; y si lo hacemos durante periodos prolongados, también conseguiremos debilitar el estrés inconsciente que hemos acumulado.

¿Qué pasa en el interior de las células cuando estamos de retiro? Esto es lo que mis compañeros y yo nos propusimos investigar en un estudio que realizamos en colaboración con los doctores Rudy Tanzi y Eric Schadt.[3] Eric es un matemático que, con base en sofisticados modelos, puede identificar patrones de cambio en la actividad de más de veinte mil genes. Para este estudio (el mismo del que hablamos el Día 1), reclutamos a participantes que nunca habían meditado antes (novatos totales) y los llevamos a todos a un centro de retiro. A continuación, dividimos el grupo. Una mitad recibió formación en meditación con mantras esa semana, a cargo de Deepak Chopra y otros profesores; y la otra mitad simplemente disfrutaba de una estancia en el hermoso centro de retiros, seguía la misma dieta ayurvédica y paseaba por las agradables instalaciones. Todos desconectaron completamente del trabajo, los teléfonos y las computadoras.

Resultó que el mero hecho de vivir en el centro de retiro —independientemente de si los participantes meditaban o no— creaba cambios drásticos en la actividad de expresión genética de las células inmunitarias, hasta el punto de que el programa de aprendizaje automático pudo predecir los perfiles posteriores al retiro con una precisión del 96%. O dicho de una forma más sencilla: ¡la actividad de las células después de vivir en el centro de retiro era totalmente distinta de la del día en que llegaron los participantes! Observamos reducciones en la actividad inflamatoria, la actividad del estrés oxidativo, el daño del ADN y la degradación mitocondrial. ¡Unos resultados estupendos! Además, aumentaron los procesos relativos a la autofagia (el beneficioso proceso de limpieza celular). Los participantes de ambos grupos afirmaron sentirse llenos de vitalidad al final de la semana y experimentaron una importante disminución de la depresión, la ansiedad y el estrés. La cuestión es que no es necesario aprender a meditar para que la salud se beneficie. Simplemente pusimos a los participantes en un precioso entorno relajante (sin correo electrónico) y se crearon cambios rápidos y eficaces en el cuerpo.

El efecto del entrenamiento en mindfulness y meditación puede ser profundo. El contraste entre la mente y el sistema nervioso de una persona que está inmersa en un contexto de mucho estrés y otra que está meditando, centrada en su interior, es drástico. Los beneficios son reales. Un joven que terminó un curso de meditación mindfulness para refugiados que dirigía un compañero mío, el profesor Amit Bernstein, lo describió así: «Es un estado que permite que la mente descanse, y después, cuando la mente ha descansado, puedes tener un estado de pensamiento muy claro. Para mí, es como una medicina. Puede que para ti sea un lujo, pero para mí es una medicina. Yo lo uso como una medicina».[4]

El derecho al descanso

No todos tenemos el mismo acceso al descanso, pues varía en función de nuestras historias personales y factores estructurales. Cada uno tiene sus propios retos; todos somos distintos, con sistemas nerviosos intrincadamente calibrados, distintos desencadenantes y distintas cosas que nos calman y nos hacen sentir seguros. El 30% de las personas ha sufrido traumas en la infancia, lo que para la mayoría significa sentirse más amenazado y alerta ante los factores estresantes cotidianos.[5] Ahora también sabemos que las personas que han sufrido traumas en sus primeros años de vida se benefician especialmente de las prácticas de integración cuerpo-mente que generan un descanso profundo.

El descanso es una cuestión de justicia social: existen barreras socioeconómicas y raciales para el descanso profundo. No todos tenemos la misma libertad y capacidad para dormir lo suficiente. Los grupos marginados, y especialmente la población negra de Estados Unidos, sufren desigualdades en el descanso. De hecho, los estudios demuestran que las personas negras, latinas y asiáticas en Estados Unidos duermen menos y peor que los estadounidenses blancos.[6]

Tricia Hersey, artista performativa y sanadora comunitaria, fundó el «ministerio de la siesta» basándose en el principio de que el descanso es una forma de resistencia.[7] Como escribe en su página web: «Creemos que el descanso es una práctica espiritual, una cuestión de justicia racial y una cuestión de justicia social».

El descanso profundo es un derecho, no un lujo. Se trata de un cambio social y cultural que tendremos que hacer, guiados por la ciencia (¡y con datos sólidos!). A la sociedad en conjunto le cuesta dormir debido al funcionamiento universal de la mente humana —que tiende al estado mental amarillo de vigilancia constante— y a las presiones sociales y laborales de nuestro tiempo. El descanso en sí (el verdadero descanso, el descanso profundo) es una medicina poderosa, y escasea. Tenemos que hacerlo más accesible para todos. Más allá de las formas en las que puedas lograr más espacio para tu propio descanso, ¿cómo podrías ampliar tu esfera de influencia en tu vida diaria para que otras personas consigan el descanso que necesitan? Podría ser en tu círculo familiar más cercano, pero también podría extenderse a tus amigos, a personas que trabajen para ti y a personas con menos privilegios u oportunidades. ¿Hay alguna manera en la que puedas abogar por el descanso?

Puedes darte cuenta de lo arraigada que está en ti la creencia de que está mal descansar simplemente observando tu reacción ante la sugerencia de que te tomes tiempo para el descanso profundo. Mientras leías este capítulo, ¿cuántas veces has pensado: «No me da tiempo a descansar»; «voy a saltarme este capítulo»; «no puedo descansar; hay gente que trabaja con más cosas al mismo tiempo», o «a lo mejor puedo hacerlo después de esta fecha de entrega»? Si has pensado algo de esto, es que necesitas descansar todavía más.

Se trata de tu salud. De tu vida. De hacia dónde vas, de cómo te sentirás y de cuáles serán tus capacidades una vez que llegues allí. Es prevención, como lavarse los dientes, algo que, claro está, consigues hacer todos los días. Contrarrestar el estrés cada día es cuidar de nuestro bienestar, nuestra calidad de vida y nuestra capacidad de influir en el mundo de alguna manera, sea cual sea nuestra esfera de influencia. Si no dedicas tiempo a cuidarte y al descanso profundo, tendrás que dedicárselo más tarde a la enfermedad. Podemos crear día tras día un terreno fértil para el envejecimiento prematuro y la enfermedad, o bien podemos crear las condiciones para el rejuvenecimiento y el bienestar. Permítete recargarte.

Aspira al descanso profundo... ahora mismo

No hay una sola forma de crear el descanso profundo, sino que hay muchos caminos que lo facilitan. Podemos conseguirlo durante un largo retiro, al acabar un entrenamiento, durante la postura de *savasana* al final de una sesión de yoga o en plena naturaleza, cuando nuestros procesos corporales se sincronizan con el mundo natural. Pero todas estas actividades tienen un elemento en común: se ha producido un cambio en la respiración, que se ha hecho más lenta y rítmica, lo que produce un aumento del tono vagal (mejor equilibrio entre parasimpático y simpático) y genera más oxígeno en el cuerpo.

Cuando creamos las condiciones ideales para un descanso profundo (nos sentimos a salvo, realizamos una práctica de integración cuerpo-mente o estamos en la naturaleza), la respiración tiende a cambiar de forma natural a medida que el cuerpo se adapta. Hoy lo haremos al revés. Empezaremos por la respiración. Cuando respiramos del modo en que el organismo quiere hacerlo en un estado de descanso profundo, le estamos señalando al cuerpo que descansar es bueno, que está bien soltar. En lugar de una forma «descendente» de crear una mentalidad de descanso, como la meditación, utilizamos una forma «ascendente»: cambiamos los estados mentales y físicos a través de la respiración, que puede ser el camino más rápido y directo hacia el descanso profundo. Si no puedes ir a un retiro, haz que el retiro vaya a ti: lo único que necesitas es la respiración.

Los ejercicios respiratorios son una de las mejores prácticas que podemos realizar para cambiar rápidamente nuestro estado fisiológico. Y es sorprendente: podemos controlar la respiración, lo que significa que podemos controlar el estado de nuestro sistema nervioso autónomo e incluso nuestro estado de consciencia. Al alterar la respiración, también influimos en nuestro estado emocional, lo que nos lleva hacia la calma, la alegría y la ecuanimidad.

En primer lugar, fíjate en esto: ¡lo más probable es que la mayor parte del tiempo ni siquiera estés respirando de un modo correcto! Nos pasamos casi todo el tiempo respirando de forma rápida e ineficaz, lo cual es la receta perfecta para tener un estado mental naranja, con unos valores de referencia superiores a lo ideal. Y también nos pasamos demasiado tiempo respirando por la boca. Respirar por la nariz hace que las cavidades paranasales puedan producir óxido nítrico, que nos llega a los pulmones y tiene un saludable efecto vasodilatador. El periodista James Nestor, autor de *Respira*, realizó su propia investigación (¡sobre sí mismo!) tapándose la nariz con cinta adhesiva durante diez días con objeto de respirar exclusivamente por la boca.[8] Demostró lo que pensaba que ocurriría, e incluso algo peor: se sintió ansioso, su cuerpo se vio dominado por el sistema nervioso simpático, se le disparó la adrenalina y no consiguió dormir bien. En vez de roncar unos minutos, empezó a roncar durante horas, y hasta llegó a tener apnea durante el sueño. Todo esto se resolvió en cuanto volvió a respirar por la nariz.

Una tendencia actual consiste en utilizar unas tiras bucales que mantienen la boca cerrada al dormir, como las de Myotape, creadas por el experto en respiración Patrick McKeown. Después de curarse él solo el asma, McKeown ha dedicado su carrera a enseñar a otros que cambiar la forma de respirar puede ayudar con muchos problemas de salud.[9] La fisiología respiratoria es compleja y fascinante, pero la práctica de la respiración funcional ideal es (menos mal) ágil y sencilla. Prueba el método del recuadro de la página siguiente, que McKeown denomina «respiración ligera, lenta y profunda». ¡No respires fuerte! Al respirar fuerte por la boca, se produce una respiración excesiva que contrae los vasos sanguíneos y reduce la cantidad de oxígeno en la sangre. Con una respiración ligera y suave tenemos más oxígeno en la sangre. ¿Te parece distinto de la forma en la que sueles respirar? El ejercicio de respiración ligera, lenta y profunda implica trabajar con una sensación tolerable de falta de aire para aumentar el CO_2 en los pulmones y la sangre y ralentizar la respiración. Al principio, la sensación de falta de aire puede resultar incómoda, pero, a medida que aumenta la tolerancia al CO_2, va resultando más fácil.

El consejo de McKeown es comenzar poco a poco, en series de treinta segundos con un minuto de descanso entre ellas. Sugiere empezar con una respiración ligera para notar la falta de aire, luego añadir la expansión y contracción de las costillas inferiores y, por último, ralentizar la respiración manteniendo el volumen respiratorio al mínimo. En conjunto, esto normaliza la bioquímica, la biomecánica y el ritmo de la respiración. La respiración ligera, lenta, nasal y diafragmática constituye la base de la respiración diaria funcional.

Así es como deberíamos respirar en la medida de lo posible.

RESPIRA BIEN

Siéntate erguido para dejar las vías respiratorias abiertas y despejadas: pecho arriba, barbilla abajo. Respira con la boca cerrada, por la nariz. Respira fácil y cómodamente utilizando el método de respiración ligera, lenta y profunda:

Respiración **ligera**: suave y tranquila.

Respiración **lenta**.

Respiración **profunda**: hasta el diafragma (las costillas se desplazan hacia los lados).

La mayoría no somos conscientes del control que ejercemos sobre el sistema nervioso a través de la respiración. Basta con alterar el ritmo respiratorio para que podamos manipular los niveles de oxígeno y CO_2 en los pulmones, la sangre y los tejidos. Durante milenios se ha utilizado la respiración para revitalizar, relajar y hasta crear estados de éxtasis. Hay un rango increíble de estados fisiológicos y mentales que se pueden crear a través de la respiración. La respiración te puede relajar, y también puede aumentar el estrés positivo (como en el método de Wim Hof que hemos visto) hasta llevarte a una respuesta de estrés máxima (todo ello a través de patrones respiratorios). Hay otras técnicas respiratorias, como la respiración holotrópica o, en yoga, la respiración kundalini, que pueden cambiar drásticamente tu nivel de consciencia y tus estados emocionales. Podemos utilizar la respiración para sentir cualquier cosa, desde el estrés hasta la felicidad y la relajación profunda.

Nuestro ejercicio de respiración de hoy, que empezaremos en un momento, incluye una breve contención de la respiración. ¿Por qué? Porque cuando aguantamos la respiración, aunque sea brevemente, aumentamos la cantidad de CO_2 en la sangre, y esto hace que la hemoglobina, que transporta el oxígeno, lo libere en la sangre y los tejidos. En resumen, aumenta brevemente la cantidad de oxígeno que se halla disponible para el cuerpo y el cerebro, hasta que se agota. Unas concentraciones más altas de oxígeno pueden aportar tanto energía como relajación, con lo que disminuye el estrés al tiempo que aumentan la calma, la claridad y la concentración. Además, contener brevemente la respiración puede aumentar el «nivel de tolerancia al CO_2», y cuanta más tolerancia al CO_2 tengamos, menos ansiedad sentiremos. Así pues, en el ejercicio de hoy contendremos brevemente la respiración.

Los estudios sobre ejercicios de respiración lenta, en los que se guía a los participantes para que exhalen durante más tiempo del que inhalan, demuestran que esto puede cambiar el sistema nervioso autónomo casi de inmediato.[10] Al ralentizar la respiración, el resto del cuerpo se adapta; el ritmo cardiaco se vuelve más lento; aumentan las ondas alfa cerebrales y se tiene una sensación general de bienestar y relajación. Además, existe una mayor variabilidad del ritmo cardiaco, lo cual es significativo porque, al aumentar la variabilidad del ritmo cardiaco (también llamado «tono vagal»), enviamos mensajes al cerebro de que estamos a salvo. Le damos un respiro al sobrecargado sistema nervioso simpático y reducimos la tasa metabólica de las células, lo que permite el rejuvenecimiento celular. Según los estudios, la respiración lenta a un ritmo de diez respiraciones o menos por minuto, varias veces por semana durante un mes, a lo largo de unos quince minutos por sesión (la duración exacta varía según el estudio), redujo la presión arterial sistólica en unos seis puntos. En general, los investigadores coinciden en que cuanto más despacio, mejor: cuando bajamos a seis respiraciones por minuto, podemos aumentar de forma más fiable la variabilidad del ritmo cardiaco y reducir la presión arterial. Es lo que se conoce como «respiración resonante».

La frecuencia respiratoria normal es de doce a veinte respiraciones por minuto (unas dieciséis en promedio). Incluso hay quienes rondan el límite de la hiperventilación. En nuestro estado habitual de estrés, la respiración es demasiado rápida y superficial; y cuando respiramos rápido y superficialmente, el cuerpo reacciona con una respuesta de estrés. Es un círculo vicioso.

Todos tendemos hacia un estado mental amarillo o unos valores de referencia elevados. Es un reflejo de lo bien programados que estamos para la supervivencia: la atención está más sesgada hacia las amenazas, ya que son exponencialmente más fuertes que las señales sutiles de seguridad y amor. Se necesitan seguridad e intencionalidad para mantenernos durante un periodo prolongado por debajo de los que suelen ser nuestros niveles de referencia. Esto cuesta más de lo que costaría reaccionar al estrés, que es automático. Al principio, los estados de descanso profundo requieren tiempo y un esfuerzo consciente.

Así que hoy me gustaría que intentaras ralentizar el ritmo de la respiración siempre que puedas. Con nuestro ejercicio aprenderemos una técnica específica para practicar una respiración lenta y reparadora. Se trata de una herramienta que puedes (¡y debes!) utilizar siempre que necesites recargar el sistema nervioso. Lo más seguro es que no te lleve a un estado de descanso profundo si no se ajustan otros de los parámetros que te daré para el ejercicio, pero conseguirá influir en la activación crónica del sistema nervioso. La respiración es algo a lo que siempre puedes recurrir para aliviar el estrés.

Recapitulemos

Cuando respiramos de forma superficial y rápida, enviamos señales de estrés al cuerpo.

Cuando hacemos exhalaciones largas, enviamos señales al cuerpo de que estamos a salvo. En este caso, aumenta la actividad del sistema nervioso parasimpático y la variabilidad de la frecuencia cardiaca (lo cual es positivo), y mejora el tono vagal.

Cambiar la forma de respirar puede cambiar la actitud mental, modificar el estado de estrés físico, eliminar la ansiedad y hacer que nos sintamos más relajados, positivos y resilientes.

No basta con la relajación, puesto que no cambia de un modo significativo los valores de referencia del estrés, que suelen estar más cerca del estrés que del descanso, lo cual significa que seguimos cargando con el estrés continuamente. No nos sumergimos nunca en el estado mental azul, de verdadero descanso, que tanto necesitamos. El descanso prolongado es buenísimo, pero hasta unos breves momentos de descanso pueden ser muy buenos. Un «pequeño retiro» hoy puede servir de mucho.

Lo conseguiremos.

EJERCICIO DE HOY

DESCANSO PROFUNDO MEDIANTE LA RESPIRACIÓN

HABILIDAD PARA LLEVAR EN TU MOCHILA: ALCANZA ESTADOS DE DESCANSO PROFUNDO

Para hacer este ejercicio hay que cumplir unos requisitos previos. El descanso profundo no se consigue si estamos conectados al correo electrónico o anticipando mensajes de texto o llamadas telefónicas. No se produce en lugares donde nos sentimos inseguros o incómodos. Requiere aislarse, sentirse seguro y desconectar de las exigencias diarias. Así que el primer paso es este: prepara tu espacio y conecta con tu cuerpo. Como dice Thich Nhat Hanh: «Respira profundamente para hacer que tu mente vuelva a casa, a tu cuerpo».

Prepara tu espacio

¡Crea un entorno seguro! Elige el lugar en el que te sientas más seguro y relajado. Ahí es donde seguramente podrás tener más intimidad y mantenerte alejado del trabajo y otras tareas o exigencias. Cualquiera que sea el lugar que elijas, debe estar relativamente en silencio y despejado.

Vas a acostarte, así que usa un tapete de yoga o una manta, lo que te resulte más cómodo. Si tienes un antifaz, una manta con peso o almohadas que puedas usar como soporte para el cuello o las rodillas, tómalos. Pero ten en cuenta que también puedes hacerlo sin nada de esto. Conozco a una madre que se mete en el cuarto de baño (¡el único sitio al que sabe que nadie va a ir a molestarla!) y pone una toalla grande en el suelo.

Respirar para regenerar (4-6-8)

Piensa en el método «respira bien» de este mismo capítulo, que propone una respiración más lenta, profunda e intencional (vuelve al recuadro de la página 213 si necesitas refrescar la memoria). Eso es lo que tenemos que hacer a lo largo de todo el día cuando nos acordamos de que tenemos que respirar más despacio. Ahora profundizaremos más con un ejercicio breve cuyo objetivo es absorber toda tu atención para aumentar el tono vagal y la oxigenación.

Pon una alarma para dentro de cinco minutos (te aconsejo que dediques un poco de tiempo a buscar un tono suave o una canción que te avise cuando se acabe el tiempo). Acuéstate sobre el tapete o la manta, utilizando una almohada para estar más cómodo, si quieres. Cierra los ojos. Puedes soltar mentalmente la maleta de tabiques (del Día 2). Ahora haz lo siguiente durante los próximos cinco minutos:

- Inhala por la nariz durante cuatro segundos.
- Contén la respiración seis segundos.
- Expulsa el aire muy despacio durante ocho segundos. Puedes hacerlo con los labios fruncidos para enlentecer la respiración si te ayuda.

Inhala en cuatro tiempos, aguanta en seis tiempos y exhala en ocho tiempos: repite la serie tratando de respirar profundamente con el diafragma e imaginando que la respiración se irradia por todo el cuerpo, hasta la punta de los dedos de las manos y de los pies.

Muchas personas, con solo hacer unos pocos minutos de este ejercicio de respiración relajante profunda, notarán grandes efectos en el sistema nervioso, como una especie de «reinicio». Yo espero que luego retomes tu día «reajustado», con los pies en la tierra y con un estado mental menos amarillo. Pero no lo descartes si no ves resultados inmediatos el primer día. El efecto de un ejercicio como este aumenta con el tiempo. Si te resulta incómodo, puedes empezar con 4-4-6 (inhala en cuatro segundos, aguanta la respiración cuatro segundos y exhala durante seis segundos). Respira suavemente. ¡Y no te rindas!

EJERCICIO EXTRA

Un poco más con mindfulness

Si tienes un poco más de tiempo, podrías dedicar otros cinco o diez minutos a una breve sesión de mindfulness después del ejercicio de respiración. Las investigaciones han demostrado que, aunque solo se le dedique unas breves sesiones con regularidad, el mindfulness ayuda a mejorar la atención y a reducir el estrés. Y también puede ayudarte a lograr una visión más clara de los factores estresantes que estás reteniendo en la mente y el cuerpo.

En pocas palabras, el mindfulness consiste en focalizar la atención en el momento presente, con amabilidad y sin juzgar. Es sencillo, pero no es fácil. Hay que dedicarse a ello al 100% y con una actitud de absoluto perdón. Es imposible hacerlo «mal». El cuerpo respira solo, así que lo único que tenemos que hacer es observar el proceso, y puede ser una experiencia enriquecedora y relajante.

Concéntrate en tu respiración. (No te preocupes por seguir contando; respira con naturalidad). Observa las sensaciones corporales relacionadas con la respiración a medida que el aire entra y sale. Cuando la cabeza se te vaya hacia preocupaciones o pensamientos, vuelve a centrar la atención en la respiración y en las sensaciones del cuerpo.

Fíjate en tu cuerpo:

- ¿Qué sensaciones tienes y cuál es tu nivel de energía? ¿Notas la silenciosa energía del cuerpo? Podrías percibirla como un zumbido o una vibración. ¿Dónde sigues reteniendo estrés? ¿Te acuerdas del ejercicio de «atrapar y soltar» con el que empezamos la semana? Nos ayuda mucho aquí: mientras respiras, busca el estrés que se ha acumulado en tu cuerpo y suéltalo. Fíjate en la sensación de alivio.
- Al inhalar, piensa en la palabra «recargar». Al exhalar, piensa en la palabra «relajación», o también puedes imaginar un círculo o mandala de colores que se expande y se encoge cada vez que inspires y espires. **¿Puedes dejar que tu sistema nervioso se relaje un poco más?**

Por último, si puedes, deja preparado tu espacio de relajación para el día siguiente, de forma que puedas hacer este ejercicio más o menos a la misma hora. ¡Podemos condicionar el cuerpo para que se relaje más de un modo automático! Aprovechémoslo. Hacer este ejercicio a la misma hora, en el mismo sitio y con un estímulo sensorial (esencias de aromaterapia o sonidos relajantes) hará que, con el tiempo y la repetición, el cuerpo se adapte más rápidamente a un estado de reposo y rejuvenecimiento.

SOLUCIÓN DE PROBLEMAS

Si cambiar la respiración te produce ansiedad...

Al examinar detenidamente los estudios sobre la respiración, descubrimos que, a muchas personas, cambiar a un nuevo método de respiración lenta les puede producir una sutil hiperventilación (mareos, hormigueo y tensión) debido a la disminución —en lugar del aumento— del CO_2 en sangre. Esto significa que, en vez de sentirnos más relajados, podríamos sentirnos más nerviosos (ocurre sobre todo en el caso de personas con asma o ansiedad). Hay una solución rápida, aunque suene contraintuitivo: respirar de forma superficial (ligera), natural y lenta, y evitar la respiración profunda. Estas sencillas instrucciones ayudaron a la gente a beneficiarse inmediatamente de la respiración diafragmática.[11]

Algunas personas pueden tener altos niveles de sensibilidad a la ansiedad, lo que a veces se denomina «miedo al miedo», es decir, intolerancia a los síntomas físicos de la ansiedad. Por ejemplo, sentir que el corazón late deprisa puede hacer que nos sintamos aún más ansiosos. Durante la pandemia de COVID-19, vimos que tener una alta sensibilidad a la ansiedad predecía tanto el desarrollo de una ansiedad y una depresión más graves como un mayor número de visitas al médico.[12] Si tienes una alta sensibilidad a la ansiedad, es importante que te ejercites para recuperar una respiración más larga y lenta. En casos extremos, el hecho de cambiar así la respiración, hacia la hipoventilación, incluso puede ayudar a las personas con trastorno de pánico a reducir los ataques.[13]

En estudios sobre reeducación respiratoria, las personas a veces empeoran antes de mejorar. Por ejemplo, en los estudios en que se practica una respiración lenta y resonante (seis respiraciones por minuto), los participantes —especialmente quienes padecen mucha ansiedad— presentan más signos de hiperventilación cuando empiezan la reeducación, y al cabo de unas semanas se sienten más relajados. Así que empieza poco a poco y no lo dejes. Puede que al principio te sientas peor, antes de mejorar, pero vale la pena.

DÍA 7

EMPIEZA CON ALEGRÍA, TERMINA CON ALEGRÍA

¿En qué piensas nada más abrir los ojos por la mañana?

¿Suena el despertador y lo primero que piensas es qué hora es o si llegas tarde? ¿Te das la vuelta y agarras el celular? ¿Te despiertas porque hay un niño o una mascota llamándote? ¿Ya estás pensando en lo que tienes que hacer ese día y cómo lo vas a conseguir?

Al despertar, nos encantaría recibir el nuevo día haciendo borrón y cuenta nueva. Un nuevo comienzo. Una página en blanco llena de posibilidades. Pero no es así. Tenemos todo tipo de preocupaciones: las que quedan de ayer y las nuevas de hoy.

Sin embargo, la forma de despertarnos, esos valiosos minutos justo antes de abrir los ojos rápidamente de par en par (o poco a poco y sin ganas, según el caso), influye mucho en el resto del día y también en el organismo y en nuestra resistencia al estrés. Igual que la forma en que terminamos el día. Imagina que esos dos momentos son como unos sujetalibros (el primero por la mañana y el último por la noche) que delimitan y contienen tu experiencia diaria. Esos breves instantes son cruciales para la forma en que evalúas el día antes de que comience, y luego para relajarte y reflexionar (en lo que decides centrarte y destacar) cuando acaba.

La forma en que te levantas para recibir el día determina tu reactividad a los factores estresantes; y la forma en que te relajas determina cómo duermes y descansas. Estas opciones del principio y final del día pueden afectar al funcionamiento de las mitocondrias, las «baterías» de las células. Son asimismo decisiones que pueden hacer que sientas más alegría durante el día. Y hoy hablaremos de la alegría, porque cuanta más alegría puedas tener a lo largo del día, menos estrés tendrás.

Dosis de alegría

Sabemos que cuando sentimos más alegría —no un placer pasajero, sino lo que llamamos «eudaimonía» o «felicidad con propósito»—, somos más resistentes al estrés por una sencilla razón: no lo percibimos tanto. No tenemos que esforzarnos tanto para responder ante el estrés ni para recuperarnos con rapidez. Sencillamente, no lo notamos. Nos volvemos inmunes.

Al principio del libro vimos que gran parte del estrés proviene de la incertidumbre, del miedo a lo que pueda ocurrir, a lo desconocido y a todas las formas en las que se pueden torcer nuestros planes. Otra forma de verlo es que gran parte del estrés proviene del amor. Nos estresamos porque nos preocupamos. Nos mueve el amor, la otra gran fuerza de nuestra vida, junto con el miedo. Sentimos estrés y preocupación porque nos importan nuestros seres queridos. Nos preocupamos por hacer bien nuestro trabajo. Nos importa el país en el que vivimos, el planeta que habitamos. Nos preocupamos tanto y hay tantas cosas que pueden salir mal que es fácil sentir que nos estamos hundiendo, que el estrés es demasiado, y demasiado abrumador.

Chade-Meng Tan, ex ingeniero informático y pionero de Google, propone una bonita analogía para esto. Tan dice que vamos por la vida como si estuviéramos en una barquita. Nuestra barca está en el océano, surcando las olas. ¡Y flota! Solo se hunde cuando entra agua. Si tu barquita se hunde, el problema no es el agua en sí. El agua simplemente existe. El problema es que ha entrado.

Todos estamos rodeados por este océano de estrés y dolor. Y eso siempre va a estar ahí. No podemos secar ese océano, y tampoco tenemos por qué hacerlo. El problema no es el océano. El problema es que nos entre el agua. Pero ¿cómo podemos ser resistentes, cómo podemos evitar que entre el agua y mantenernos a flote?

Es una pregunta crucial. Hay días difíciles en los que nos sentimos como si estuviéramos achicando agua sin parar y apenas pudiéramos mantenernos a flote. Al fin y al cabo, son muchos los factores que influyen en lo resilientes que podemos ser a nivel personal. Algunos de ellos no podemos controlarlos, como la genética, las experiencias del pasado y cómo nos han ido moldeando, o las circunstancias socioeconómicas, entre otros. Pero también hay otros factores en los que sí podemos trabajar, como la actitud mental y dónde focalizamos la atención. A lo largo de este libro hemos visto pruebas de que hay ciertas cosas que podemos hacer para cambiar nuestra respuesta al estrés y flotar mejor, con más facilidad. Y, además, la investigación demuestra que cuando se trata de desarrollar resiliencia al estrés, una de las mejores cosas que podemos hacer es centrarnos en la alegría: en concreto, en las cosas positivas que existen ahora mismo en nuestra vida y en crear un futuro positivo.

Es sencillo, pero la ciencia lo avala: la alegría hará que tu barca flote.

Hoy es nuestro último día juntos y espero que sea el más divertido. Hoy nos centraremos en la alegría, y la conseguiremos de dos maneras. Hablaremos de las grandes y pequeñas cosas que crean verdadera felicidad y satisfacción en la vida, las que alivian el estrés, las que realmente hacen que nuestra barca flote. Voy a hablar de algunos detalles que puedes incorporar fácilmente a tu rutina diaria para aumentar la alegría: pequeñas acciones que dan mucho de sí. Y en el ejercicio nos centraremos en los sujetalibros del día: los primeros minutos al despertar y los últimos minutos antes de dormir.

Piensa en ellos como si fueran los puntos de presión del día: si sabes dónde poner un poco de esfuerzo, todo tu sistema nervioso responderá.

«Hábitos de estrés» y felicidad

A los participantes de nuestros estudios sobre el estrés les enviamos unos cuestionarios al celular dos veces al día, por la mañana y por la tarde, con la idea de captar sus primeros pensamientos al despertar y los últimos al acostarse.

Por la mañana, las preguntas son más o menos así:

- ¿Cuántas ganas tienes de que empiece el día?
- ¿Cuánto le temes al día de hoy?
- ¿Cuánta alegría sientes?
- ¿Cuánto estrés, preocupación o ansiedad sientes?

Y al final del día, volvemos con más preguntas:

- ¿Qué ha sido lo más estresante que te ha pasado hoy?
- ¿Cuánto has pensado en ello después? ¿Durante cuánto tiempo?
- ¿Qué ha sido lo más positivo que te ha pasado hoy?
- ¿Le has contado a alguien algo bueno que te haya pasado?

Los datos que mi equipo y yo obtenemos de estos cuestionarios son muy valiosos. Las respuestas a estas preguntas revelan los «hábitos de estrés» de los participantes. Los llamamos así porque, aunque cada día es distinto —sobre todo por lo que se refiere a los acontecimientos aleatorios que se producen—, cada persona tiene un estilo de pensamiento «habitual»: si un día nos levantamos sintiéndonos positivos, es probable que nos levantemos sintiéndonos así casi todos los días.

Cuando combinamos los resultados de las declaraciones de la encuesta con los datos fisiológicos objetivos del laboratorio, vemos cómo algunas personas son capaces de generar más emociones positivas que les ayudan a superar el estrés del día. La investigación sobre el estado de ánimo diario, especialmente después de un día difícil, muestra que los niveles bajos de emociones positivas (o los niveles altos de emociones negativas) son indicadores de una mala salud a largo plazo, como la depresión, las enfermedades cardiacas e incluso la mortalidad.[1] En otro estudio, los participantes que mantuvieron una actitud positiva después de enfrentarse a un estresor en el laboratorio tenían menos inflamación y menos probabilidades de sufrir depresión al año siguiente.[2] Se trata de la misma respuesta positiva al estrés de la que hablábamos el Día 3: sensación de desafío, confianza y esperanza.

Sentir emociones positivas (desde la satisfacción y la alegría hasta la conexión social y el placer sensorial) nos aporta un alivio inmediato del estrés. La felicidad, igual que las profundidades de un bosque o la respiración lenta, produce un efecto fisiológico en el cuerpo. La felicidad suaviza el estrés, haciendo que sus efectos sean menos fuertes,[3] sobre todo en el caso de las personas que se enfrentan a una enfermedad crónica, cuando es fácil dejar que el estrés eclipse los aspectos positivos de la vida.

La felicidad también tiene un efecto medible en la cognición. Es decir, modifica el funcionamiento del cerebro y, en concreto, la atención. Las emociones positivas (alegría, felicidad, satisfacción, tranquilidad) actúan como antídoto contra el estrechamiento rumiativo de la atención al que tiende la mente humana. La alegría y la felicidad amplían la atención y potencian el afrontamiento adaptativo, es decir, la capacidad mental para replantear los problemas en lugar de obsesionarte rígidamente con ellos.[4] Reformular (centrarse en el lado positivo de una mala situación) requiere cierto esfuerzo mental, cierto ancho de banda cognitivo. Por ejemplo, uno podría estar disgustado por otro confinamiento debido a la pandemia y, sin embargo, ser capaz de pensar: «Bueno, quería pasar más tiempo con mis hijos y ahora lo tengo... están creciendo muy deprisa». Las personas que dicen ser más felices en general suelen tener una mayor capacidad de atención y un mayor espacio mental para realizar este tipo de cambios, lo que puede aumentar la satisfacción y neutralizar aún más el estrés. Y las emociones positivas y felices reducen nuestra reactividad emocional ante el siguiente acontecimiento estresante.[5] Además, disfrutamos de otros beneficios cognitivos: podemos ser más creativos, resolvemos mejor los problemas y conectamos más fácilmente con otras personas.[6]

Una mentalidad positiva también beneficia a la salud física, puesto que tiene una acción antiinflamatoria y reduce los efectos del estrés, de modo que hasta las personas que han experimentado grandes adversidades en la vida tienen menos probabilidades de desarrollar una inflamación sistémica grave.[7] Y la presencia de altos niveles de emociones positivas incluso puede predecir la protección frente al resfriado común: ¡es buena para la inmunidad![8] Un metaanálisis sobre la salud y otros factores descubrió que también está relacionada con una mayor longevidad.[9] Cuantas más emociones positivas se tienden a sentir, más tiempo se vive.

La ciencia es bastante clara acerca de la felicidad y la alegría: son buenas para la mente, para el cuerpo y para la tolerancia al estrés. Pero ¿cómo podemos conseguir más?

No se puede buscar la felicidad

¿Cuál ha sido la materia universitaria más popular en Yale? La felicidad. ¿En Berkeley? La felicidad. ¿En Harvard? La felicidad. El tema se camufla con distintos nombres y variaciones, pero todos se centran en los componentes de la felicidad. En Michigan, es el propósito. ¿Y en Stanford? Históricamente, la materia más popular ha sido... ¡el estrés! El nombre real de la asignatura es Biología del Comportamiento, y la impartía el doctor Robert Sapolsky, pionero en la investigación del estrés. Esa es la asignatura que me llevó a dedicar mi vida a la investigación para comprender mejor la supervivencia y el amor, y cómo vivir bien. En aquellas clases aprendimos que, en realidad, tampoco somos tan distintos de unos monos vestidos —nos impulsan unos instintos de supervivencia que se hallan sometidos al sistema nervioso, las hormonas, los neurotransmisores y otras influencias invisibles más de lo que sabemos o queremos saber—, pero también que podemos trascender nuestra biología y vivir vidas espirituales significativas.

Sin embargo, hay una paradoja: la felicidad es un bálsamo maravilloso contra el estrés, pero no podemos buscarla. Los estudios demuestran que si dices que tu objetivo es «ser feliz», en realidad lo más probable es que consigas lo contrario. Tal Ben-Shahar, que imparte la asignatura de Harvard en la que se describe la falacia de la búsqueda de la felicidad, lo explica de esta manera: «No puedes mirar directamente al sol, pero puedes absorber sus rayos». Y es irónico, porque, en Estados Unidos, la «búsqueda de la felicidad» está recogida en la Declaración de Independencia. Aun así, las encuestas revelan que quienes buscan activamente la felicidad, sobrevaloran la idea de la felicidad o creen que deberían ser felices la mayor parte del tiempo se encuentran entre las personas más infelices.

Las emociones positivas son, sin duda, poderosas, pero no podemos buscar la felicidad directamente. Tenemos que saber qué factores la crean realmente.

El doctor Ben-Shahar se refiere a los ingredientes de la felicidad con el acrónimo SPIRE: espiritualidad *(Spirituality)*, actividad física *(Physical activity)*, actividad intelectual *(Intellectual activity)*, relaciones de calidad *(high-quality Relationships;* es decir, relaciones profundas, no superficiales) y experiencias emocionales positivas *(positive Emotional experiences)*. Dado que estos ingredientes de la felicidad abarcan muchos ámbitos de la vida, no podemos abordarlos todos en un solo día, pero he querido mencionarlos para recordar de dónde procede realmente la felicidad duradera, ya que esto nos ayuda a identificar los elementos de la vida cotidiana que puede que nos falten o queramos intensificar. En vez de buscar una idea abstracta de «felicidad», podemos focalizarnos en estas experiencias SPIRE, de forma que vayamos construyendo una felicidad duradera a largo plazo. Y al centrar la atención en las formas en las que «ya tenemos» algunas de estas experiencias, los sentimientos de satisfacción se magnifican. La satisfacción es una forma duradera y sólida de felicidad, y suele ser más accesible. La felicidad de la satisfacción siempre es posible.

La alegría es interior

La verdadera alegría no es algo que se pueda comprar o adquirir de algún modo, sino que viene de dentro. Esto puede ser difícil de creer si has crecido en una cultura occidental, porque es lo contrario de todo el condicionamiento social y mediático que hemos recibido.

Hace unos años tuve la oportunidad de participar en un grupo que dirigía retiros de resiliencia al estrés en el marco del Foro Económico Mundial, en Davos (Suiza). El Foro de Davos es una asamblea anual de los conglomerados financieros mundiales en la que se organizan foros de debate de alto nivel, pero también hay muchas reuniones entre bambalinas en las que se habla sobre adquisiciones, fusiones y otros planes que afectan a la economía mundial. En un tranquilo refugio de esquí con vistas panorámicas de los Alpes, muy lejos del frenético centro de conferencias, el maestro budista tibetano Tsoknyi Rinpoche estuvo dando una charla sobre la auténtica felicidad. Rinpoche afirmaba que la verdadera felicidad no se consigue a través de adquisiciones y logros materiales, sino que «ya la llevamos aquí» (y al decir «aquí» se señaló el corazón). Está dentro de cada uno de nosotros, lista para que la descubramos y la saquemos al exterior.

Entonces, un hombre del público levantó la mano, negó enérgicamente con la cabeza y dijo: «No, no, no. Los humanos nos centramos en los logros. Nos sentimos realizados alcanzando metas y nos gustan las adquisiciones materiales: eso es lo que nos da felicidad».

Hubo quienes asintieron y quienes negaron con la cabeza, pero la atención general se concentró en un punto de debate. La sala enmudeció. Se había puesto un tabú sobre la mesa.

Rinpoche sonrió, encantado. Se acercó al hombre que le había hecho la pregunta. Yo estaba fascinada: el director general trajeado de negro frente al monje de túnica roja.

«Un día vi un anuncio de un nuevo iPad —dijo Rinpoche—. En el anuncio, el hombre que sostenía el iPad era muy atractivo, joven y fuerte, y tenía los abdominales marcados. Yo quería ser como él, así que me compré el iPad. Me sentí bien al tenerlo en mis manos. Era como si tuviera la barriga musculosa, pero luego miré hacia abajo y vi que mi barriga era redonda y blanda. —Se frotó la barriga y sonrió. Todos se rieron, desarmados—. Más tarde se me rompió el iPad, así que ahora mi nuevo y reluciente iPad está roto y mi felicidad desapareció».

Era una historia sencilla, casi una parábola, pero Rinpoche siguió profundizando en la cuestión de vincular la felicidad a bienes materiales u objetivos concretos. El dominio y la consecución de objetivos pueden hacernos sentir bien temporalmente y pueden formar parte del camino hacia la felicidad y el propósito vital, pero también tenemos que mantener una visión general. No podemos estar siempre persiguiendo lo que es mejor, pensando que si conseguimos esta cantidad de dinero o adquirimos algo (un iPad, una casa, un coche o incluso un trabajo), seremos felices. Siempre hay algo nuevo. Algo mejor. Algo superior. Alguien con más logros que nosotros.

Siempre hay otro objetivo más allá del que acabamos de cumplir. Como decíamos esta semana, no podemos permitir que nuestro bienestar dependa de elementos del mundo exterior que no podemos controlar. Podemos ser ambiciosos y orientarnos a los resultados, pero sin hacer que nuestra felicidad y autoestima dependan demasiado de lo próximo que queramos conseguir o hacer. Sorprendentemente, una de las mejores formas de ser felices es aceptar nuestras emociones negativas o difíciles y sentirnos bien con ellas.

Tsoknyi Rinpoche dirigió una meditación titulada «Dar la mano a la emoción».[10] En ella se pedía recordar una experiencia reciente que fuera estresante desde el punto de vista emocional y revivirla a través de la memoria, fijándose al mismo tiempo en lo que se notaba en el cuerpo; entonces, en lugar de rechazar las emociones negativas, había que explorarlas, dándoles espacio, con amabilidad, saliendo a su encuentro y acogiendo lo que surgiera. Rinpoche las llama «monstruos amigos» porque esos espinosos visitantes nos abren a la comprensión y la sabiduría. A medida que te abres a las emociones negativas y las identificas, puedes tranquilizarte a su alrededor, e incluso puedes abrazarlas o darles las gracias. En neurociencia tenemos un ejercicio similar, pero más sencillo, al que llamamos «etiquetar afectos», en el que pedimos que se describa con palabras lo que se esté sintiendo en ese momento: «miedo», «vergüenza», «celos». Cuando no nos resistimos, no luchamos contra las emociones negativas ni huimos de ellas, sino que las afrontamos y las aceptamos, disolvemos su poder de activación: a medida que estas emociones negativas se desvanecen, vamos pasando del estado mental rojo al amarillo y luego al verde. Además, los estudios demuestran que cuantos más tipos de emociones sentimos y nombramos, más resistentes al estrés somos y menor es la inflamación.[11] Al igual que en el caso de la biodiversidad, la diversidad emocional puede indicar que existe un ecosistema adaptable. Nombrar las emociones nos ayuda a aumentar esa diversidad.

La cuestión es que, cuando se trata del bienestar, buscar el placer material no funciona. Huir del dolor y el estrés no funciona. Lo que funciona es notar la satisfacción y la alegría.

Equilibrio entre placer y felicidad

Tanto el placer como la felicidad son importantes para nuestro bienestar, pero el placer dura poco. Normalmente, lo obtenemos consumiendo cosas (comida, sexo, bienes de consumo), lo que nos proporciona una descarga de dopamina… y nos hace sentir bien. Esa dopamina refuerza nuestro deseo de revivir la experiencia, lo cual no es siempre lo mejor para la felicidad a largo plazo, ya que el placer del consumo no es duradero. Tras un gran acontecimiento feliz volvemos rápidamente al nivel de felicidad inicial, del mismo modo en que también nos recuperamos bastante rápido de un acontecimiento trágico. Es lo que llamamos «adaptación hedónica». Incluso hemos visto que tanto las personas que ganan la lotería, y de pronto se encuentran con millones de dólares en la mano, como las que de repente se quedan parapléjicas vuelven a sus niveles iniciales de felicidad al cabo de un par de años.

Que quede claro: ¡el placer no tiene nada de malo! Los placeres sensoriales, como darse un baño perfumado, saborear una comida deliciosa, disfrutar de un masaje o escuchar música, son parte integrante del rico tapiz de la vida humana… y reducen el estrés. Estar mentalmente presente en un momento de disfrute sensorial es una forma maravillosa de reajustar el sistema nervioso. Otro ejemplo es el sexo, que es una de las formas más sorprendentes en que el cerebro está programado para el placer. Las investigaciones demuestran que la actividad sexual tiende a estar relacionada con una mejor salud cardiovascular, además de aliviar el estrés. Por ejemplo, la oxitocina, la «hormona del amor» que se libera durante el orgasmo o la intimidad física, reduce la presión arterial. Y en nuestro estudio sobre progenitores cuidadores descubrimos que las parejas que mantenían relaciones sexuales con más frecuencia solían tener telómeros más largos y una mejor salud metabólica.

Aunque sigue siendo en cierto modo un tema tabú, la actividad sexual, ya sea diádica (con una pareja) o en solitario, es un importante comportamiento saludable que debería figurar en la lista de formas rápidas de reducir el estrés. Un estudio en parejas descubrió que sentir una mayor satisfacción sexual se asociaba a menores niveles de estrés,[12] y en una encuesta realizada a mujeres alemanas[13] en la que se les preguntó sobre sus motivaciones para masturbarse, el 67% afirmó que se daban placer a sí mismas para relajarse y reducir el estrés. Resultó ser una razón casi tan común como la mera satisfacción sexual en sí (69%).

No es necesariamente el acto sexual en sí lo que reduce el estrés, sino lo que la famosa psicoterapeuta y experta en relaciones Esther Perel denomina «sensualidad erótica». Perel afirma que las experiencias sensoriales eróticas comienzan con nosotros mismos: «El cuidado erótico que nos dedicamos a nosotros mismos empieza por disminuir nuestra crítica interior y darnos permiso para sentirnos bellos, para disfrutar de nuestra propia compañía, para ser más compasivos y realistas con nosotros mismos».[14] Todas las experiencias sensoriales placenteras, inmersivas y que cautivan la atención producen algún tipo de alegría, sutil o intensa, tranquila o extática; como el sabor de una deliciosa galleta de chocolate recién sacada del horno, la suave sensación de la brisa en la piel cuando te sientas al aire libre una noche de verano o un baño caliente, largo y relajante. Cuanto más nos detengamos a saborear estos momentos, más mantengamos la atención en ellos y más los apreciemos, más alegría sentiremos… y eso disipa el estrés.

Tenemos que animarnos a apreciar y saborear estos momentos de deleite sensorial, de estar profundamente presentes en el cuerpo, de disfrutar del momento; y al mismo tiempo deberíamos recordar que el placer hedónico (el que se produce al disfrutar por consumir o adquirir) es fugaz y temporal, y que buscarlo constantemente no nos aportará los sentimientos más duraderos de satisfacción y plenitud, que son la base de la verdadera felicidad. De hecho, la búsqueda excesiva de placer nos hace desgraciados y es la base de muchas adicciones.[15] Nos sube a una montaña rusa: podemos tener subidas, pero inevitablemente van seguidas de bajones.

Baja de la montaña rusa

Las nuevas investigaciones que analizan de cerca la dinámica de las emociones revelan que un estado de ánimo estable es más saludable que tener fluctuaciones drásticas en las emociones positivas. Aun teniendo muchas «subidas», cuantos más altibajos tengas en las emociones positivas a lo largo del día, más sufrirás; además, tendrás una peor salud mental[16] y un menor tono vagal.[17] Es más, el vaivén habitual en el estado de ánimo positivo se relaciona con una mortalidad más temprana.[18]

¡Así que no se trata de aspirar a subir a las cumbres más altas! Cuando hay picos, hay valles, y ese sube y baja es una forma complicada de vivir. Lo que estamos buscando son emociones positivas sostenibles, aunque a un nivel lo suficientemente elevado, y estas proceden de fuentes de alegría más estables: sentimientos de satisfacción, agrado y ecuanimidad que, por lo que demuestra la ciencia, son extremadamente eficaces para contrarrestar el estrés diario.

Nuestro objetivo es el «bienestar eudaimónico», asociado a la sensación de contento, satisfacción con la vida y propósito. Se basa en las relaciones y los vínculos con otras personas, y lo más importante es que es duradero. Mientras que la felicidad hedónica (la que se alcanza a través de experiencias de placer y disfrute) se alimenta de oleadas de dopamina, la felicidad eudaimónica está regulada por la serotonina.[19] La felicidad eudaimónica es duradera. No es vulnerable a los altibajos del placer hedónico.

Todos queremos sentirnos bien. Lo que queremos cultivar es la emoción positiva, estable y de baja excitación. Un estado alcanzable y sostenible… y el mejor para la mente y el cuerpo.

Suena muy bien. Pero ¿cómo lo conseguimos?

Hay muchos caminos que llevan a la felicidad sostenible. Yo formo parte de una red de los Institutos Nacionales de Salud que se dedica a la investigación sobre el bienestar emocional, y lo primero que hicimos fue establecer una definición con la que todos estuviéramos de acuerdo. No fue tarea fácil, y mis colegas, grandes expertos en bienestar, tardaron muchos meses en acordar una definición única. Al final, aunque sigue evolucionando, la idea es esta: el bienestar emocional es complejo y abarca cómo nos sentimos en general, en el momento presente y con respecto a la vida en conjunto. Tiene rasgos experienciales, como la calidad emocional de las experiencias cotidianas, y rasgos reflexivos, como las opiniones sobre la satisfacción vital, las conexiones sociales, el sentido de la vida y la capacidad de perseguir objetivos que pueden ir más allá de nosotros mismos. Así pues, aunque los sentimientos de alegría solo sean uno de los componentes del bienestar general, son un elemento importante.

El bienestar mejora al potenciar cualquiera de los siguientes aspectos:

- Experimentar momentos de satisfacción, alegría o aprecio.
- Mantener relaciones sociales positivas.
- Despertarnos con una sensación de propósito cada día.

Me gustaría señalar ahora algo importante: todos podemos sentir alegría, al margen de las circunstancias. ¿Te acuerdas de mi amigo Bryan, del que hablamos al principio del libro? De joven fue reclutado por el ejército ruso y enviado a uno de los parajes más inhóspitos e implacables del planeta. Tras apartarlo de su familia, lo pusieron en una situación que diariamente fue convirtiéndose en un contexto de supervivencia. Le preocupaba la posibilidad de no volver a ver a sus seres queridos y se sentía constantemente afligido por el frío extremo, los horarios extenuantes y el trabajo servil que se le encomendaba.

Pero cuando logró la aceptación radical de que simplemente había cosas que no podía controlar, fue capaz de afrontar mejor la situación. Al dejar de luchar contra lo que no podía cambiar, aprendió una valiosa lección sobre dónde debía poner toda su energía y cómo ser resiliente y firme en los momentos difíciles. Ahora, cuando suceden cosas inesperadas que estresan o asustan, no se lanza contra un muro tratando de cambiar lo que no puede cambiar. Sabe cuándo insistir en el cambio y cuándo adaptarse y aceptarlo. Es una habilidad valiosa y lo admiro por ello: ¡se le da muy bien! Pero lo que más me llama la atención de Bryan es la capacidad que tiene de alegrarse incluso en los momentos más inciertos y estresantes. Parece tener un acceso ilimitado a la alegría. Por lo que me ha contado, una vez que aceptó su situación durante aquel largo despliegue militar de hace tantos años, fue capaz de encontrar momentos de júbilo. Incluso las pequeñas cosas que antes no lo alegraban empezaron a hacerlo, y mucho. El único día libre que tenía cada semana solía salir a pasear, y en esos momentos sentía una dicha infinita por poder hacer lo que quisiera, algo que antes siempre había dado por sentado. Podía ir a un mercado en la calle, mirar los puestos de comida, comprar lo que quisiera y disfrutar de los sabores. Podía pararse a hablar con cualquier persona que se encontrara por la calle —aunque solo fuera para intercambiar dos palabras sobre el tiempo—, y se sentía por las nubes solo por mantener una conversación casual con un amable desconocido. Después de la larga semana de horarios rígidos, privación sensorial y condiciones durísimas, cada pequeño placer parecía amplificarse, haciéndose más fuerte, más brillante, más hermoso.

Bryan lleva ahora una vida cómoda en San Francisco. Ya no necesita ningún equipo de supervivencia para la tundra ártica, pero ha conservado la capacidad de amplificar los pequeños placeres de la vida: sabe apreciar momentos y experiencias que de otro modo pasarían inobservados. Ahora sabe que son muy valiosos. Y que son «combustible».

No voy a fingir que todos tenemos las mismas oportunidades en la vida. Desde luego que no. Algunos han tenido que recorrer un camino mucho más accidentado que otros. Aun así, siempre hay algo de belleza en ese camino. Hay personas que recorren un camino llano con unas vistas impresionantes y solo se fijan en el bache que tienen que pisar, mientras que otras pueden enfrentarse a una cuesta arriba dura y rocosa y salir inmensamente satisfechas por haber visto una sola flor floreciendo entre las rocas. Como la ciencia corrobora, cuanto más nos parezcamos a esta última persona, más resilientes seremos.

El actor Jim Carrey dijo una vez: «Creo que todo el mundo debería hacerse rico y famoso y hacer todo lo que siempre ha soñado para que todos vean que esa no es la respuesta». La fama y la riqueza no dan automáticamente la felicidad, pero mucha gente sigue viviendo su vida como una frenética persecución de ambas. Hay un abismo cultural entre lo que creemos que nos dará la felicidad y lo que realmente lo hace. Las necesidades básicas deben satisfacerse para tener salud y seguridad, pero, como demuestran los estudios, una vez satisfechas, el hecho de tener mayores ingresos no se asocia a una mayor felicidad.

No podemos comprar la alegría, pero podemos encontrarla cada día.

Captura la alegría: está en las pequeñas cosas

La doctora Sonja Lyubomirsky, de la Universidad de California en Riverside, pionera en este campo, lleva tres décadas realizando experimentos sobre la felicidad. Una de las conclusiones de sus investigaciones es que, si bien parte de nuestro «nivel de felicidad» viene determinado por factores genéticos y circunstancias vitales, una gran parte sigue estando bajo nuestro control.[20] Sus investigaciones demuestran que las personas pueden mejorar de forma notable su felicidad y bienestar a través de sus comportamientos cotidianos intencionales, y mantener esa mejoría a largo plazo.

Otra buena noticia es que no tenemos por qué hacer grandes cambios en nuestras vidas para encontrar más alegría: las pequeñas cosas pueden marcar la diferencia. Una de las mejores formas de aumentar la felicidad es a través de pequeños actos de bondad y compasión. Un estudio investigó los efectos de hacer algo en beneficio de los demás en comparación con hacer algo en nuestro propio beneficio, y fueron los actos prosociales (hacer algo en beneficio de los demás) los que redujeron el estrés y aumentaron las emociones positivas.[21] Además, Lyubomirsky descubrió que los actos de bondad están relacionados con una menor expresión de genes inflamatorios.[22] Tener un gesto amable con otra persona es bueno para ella, es bueno para combatir el estrés y es bueno para tu cuerpo.

Las relaciones son importantes para la salud y la felicidad; de hecho, las relaciones sólidas con la pareja, la familia o los amigos son uno de los factores más importantes de la felicidad eudaimónica estable. Las emociones positivas que se intercambian durante las relaciones son parte de la magia. Los investigadores examinaron en el laboratorio cómo afrontaban los conflictos las parejas y descubrieron que, durante los conflictos, en quienes comparten emociones positivas en los mismos momentos se sincronizan los perfiles de reactividad del sistema nervioso. Y cuanto mayor es la sincronización, mayor es la calidad de sus relaciones y mejor es su salud, incluso años después.[23] Las buenas relaciones predicen la salud y la felicidad: las personas con relaciones de amistad, familiares o matrimoniales de mayor calidad tienden a tener mejor salud y mayor longevidad.[24]

Las emociones positivas son poderosas, y a veces son las pequeñas interacciones en las relaciones lo que más importa. Hasta las interacciones fugaces y pasajeras con un desconocido pueden suponer una poderosa inyección de positividad. ¡Una sonrisa puede ser fuente de alegría! Una sonrisa plena y genuina es como una pequeña fiesta en el cerebro: este responde a la sonrisa de los músculos faciales liberando sustancias químicas que te hacen sentir bien, como las endorfinas. Al igual que la respiración puede influir en el sistema nervioso «en sentido ascendente», la sonrisa también puede hacer que nos sintamos un poco más felices.[25] Es la «hipótesis de la retroalimentación facial». Como dice Thich Nhat Hanh: «A veces tu alegría es la fuente de tu sonrisa y a veces tu sonrisa puede ser la fuente de tu alegría».

Al igual que la respiración puede influir en la actividad del sistema nervioso y una sonrisa puede influir en las emociones, nuestras mañanas —de hecho, los primeros minutos después de abrir los ojos— pueden influir en el resto del día. Sobre todo en lo que se refiere a la resiliencia al estrés.

La mañana y las mitocondrias

Al principio de este capítulo te pedí que reflexionaras sobre lo que piensas cuando te despiertas por la mañana. ¿En qué piensa tu ajetreada mente cuando se despierta?

«¿Qué hora es?».

«¿Dónde tengo que estar y cuándo?».

«¿Qué tengo que hacer hoy?».

A veces, la mente se me va directamente a la primera reunión o al próximo plazo que tengo que cumplir, pero enseguida corrijo el rumbo. El momento en que nos despertamos es fundamental para conformar el resto del día. El cuerpo ajusta sus sistemas de estrés y energía en ese preciso instante. La glándula suprarrenal produce cortisol y lo libera en la sangre cuando nos despertamos, o incluso un poco antes, cuando inconscientemente anticipamos el día. El cortisol moviliza tanta glucosa como el cerebro predice que va a necesitar (de ahí su nombre, glucocorticoides). Entonces, ¿hoy es un gran día? ¡Entonces es mejor tener un gran pico de cortisol! Eso es saludable cuando tenemos muchas cosas que hacer y realmente necesitamos toda esa glucosa en la sangre. Alrededor de treinta minutos después de despertarnos, el cortisol alcanza su pico máximo, que puede mantenerse durante mucho tiempo.

Un factor importante que determina el nivel de cortisol matinal es el estrés laboral. Hablar del exceso de trabajo puede resultar difícil, pero tenemos que hacerlo. Si el nivel de exigencia y responsabilidad en el trabajo es siempre alto, pero obtenemos pocas recompensas (muestras de apoyo y de respeto), acabamos con lo que los investigadores llaman «desequilibrio entre esfuerzo y recompensa», una forma de agotamiento laboral. Tendemos a despertarnos con un nivel alto de cortisol y nos extralimitamos por tener una respuesta excesiva de cortisol que disminuye lentamente.[26] Esto ocurre sobre todo si a nivel mental nos encontramos excesivamente centrados en el trabajo, lo cual no es tan bueno como puede parecer, puesto que no estamos hablando de tener dedicación y propósito, sino más bien de una incapacidad de dejar de pensar en el trabajo, de desconectar y relajarse. El sentirse excesivamente comprometido con el trabajo también se asocia a un alto nivel de cortisol antes de acostarse, el otro periodo crítico que debemos vigilar.

Los cuidadores también sufren este estado de vigilancia al despertar. Debido a sus circunstancias, son especialmente vulnerables a la mala costumbre de adelantarse a lo que pueda pasar: planificar, anticiparse, preocuparse. En nuestros estudios sobre padres sanos de mediana edad, hemos tomado muestras de sangre para observar la «juventud» de sus células, hemos observado sus patrones de pensamiento al acostarse y al despertar (esos momentos tan importantes del día) y hemos comparado los resultados de progenitores que cuidan de niños que tienen diagnóstico de autismo con los de progenitores de niños neurotípicos. Aunque todos los progenitores de niños pequeños tienen un alto nivel de estrés, los progenitores cuidadores muestran un envejecimiento celular más acelerado y un nivel de cortisol más alto.

Y ahora viene lo interesante: los cuidadores que se despiertan sintiéndose positivos (los que están alegres, se sienten motivados en su papel de cuidadores, ven un sentido a las tareas difíciles que tienen que realizar y afrontan el día con ganas) muestran un mejor perfil de envejecimiento celular y se despiertan con menos cortisol. Tienen una mentalidad orientada hacia la alegría y eso se les nota en el cuerpo. Son más resilientes. Hemos descubierto que cuando la gente se despierta sintiéndose positiva sobre el nuevo día, o termina el día con emociones positivas, presentan niveles más altos de actividad mitocondrial y mayores concentraciones de telomerasa, la «enzima antienvejecimiento».

A las mitocondrias se las conoce como las «centrales energéticas» de las células; son una especie de batería para células. Crean una energía llamada trifosfato de adenosina (ATP) que alimenta toda la actividad celular esencial. Las mitocondrias son grandes, robustas y eficientes cuando somos jóvenes, pero con el tiempo, a medida que envejecen, empiezan a crear más estrés oxidativo. Cuanto más envejecen y se debilitan, más estrés oxidativo pierden, y disminuye la cantidad de energía que producen. Este es un punto importante de la conexión entre cuerpo y mente: el progenitor cuidador medio tiene mitocondrias de menor calidad, lo que puede dar lugar a menos energía y vitalidad. Pero los progenitores cuidadores con un perfil emocional positivo tienen mitocondrias de alta calidad, al igual que los progenitores no cuidadores.[27] La emoción positiva es como una especie de armadura que te protege frente al estrés, y puede llegar incluso a tener repercusiones a nivel celular.

Tu misión: empieza con alegría, termina con alegría

El comienzo del día te brinda una gran oportunidad para ajustar tu sistema nervioso. Como si tuvieras arcilla caliente entre las manos, la experiencia que tengas de cómo será tu día se va moldeando a medida que te centras en lo que tienes, en lo que amas, en lo que esperas con impaciencia, en lo que te emociona y te interesa. Puede ser algo tan sencillo como pensar en lo mucho que te apetece disfrutar de tu primera taza de café en la cocina o cuánto quieres a tu peludo animal de compañía.

El final del día también nos afecta mucho. Queremos irnos a la cama sin demasiado desorden ni restos negativos del día en la cabeza. Necesitamos descansar para evitar pasar la noche estresándonos de un modo inconsciente. En el ejercicio de hoy voy a pedirte que pruebes, justo antes de acostarte, un sencillo ritual que está diseñado para que puedas cambiar tu mentalidad, hacer que los sentidos, el cuerpo y el entorno entren en sintonía y enviar señales a tu cuerpo de que está bien relajarse.

Y como ejercicio extra te pediré que te fijes en cualquier chispa de alegría que sientas hoy. Todo el trabajo que hemos hecho a lo largo del libro es muy importante, y las habilidades que has estado trabajando te van a ayudar a que los factores estresantes te afecten menos. Pero lo más maravilloso de la alegría es esto: cuando la aumentamos, ni siquiera necesitamos reducir el estrés. Porque el desencadenante del estrés ni siquiera se dispara. Hemos aumentado nuestro umbral de estrés y así es más difícil entrar en el estado mental rojo.

Lo asombroso de la felicidad eudaimónica es que refuerza la resiliencia al estrés. Te proporciona una enorme reserva mental y emocional. Cuando un estresor nos lleva a activar una respuesta de amenaza, es porque no hemos conseguido hacer el «triaje» mental adecuado: hay algo que hemos percibido como una amenaza, cuando en realidad bastaba mirarlo desde una perspectiva más amplia para darse cuenta de que era un reto en vez de una amenaza, por lo que no había ninguna necesidad de entrar en pánico y reaccionar con una enorme respuesta al estrés viviéndolo como una amenaza. La felicidad y la gratitud nos dan esa capacidad de reserva, nos cargan la batería. Nos ofrecen una base sólida en la que apoyarnos. Nos proporcionan los recursos que necesitamos para tomar distancia, adoptar una perspectiva sana, ver el reto, mantenernos flexibles y ser resilientes.

Así que en el ejercicio de hoy se te pedirá que te levantes y te acuestes con gratitud, y que te centres en lo que es significativo para ti: que por la mañana pienses en lo que esperas con ilusión y, por la noche, reflexiones sobre los momentos de alegría y satisfacción que has vivido a lo largo del día. Si observamos con atención, podemos encontrarlos incluso aunque haya sido un día difícil. Y dedicar tiempo a centrarnos en ellos puede hacer que el día siguiente sea mejor, ya que somos capaces de afrontarlo con más resiliencia, apertura y alegría.

EJERCICIO DE HOY

SUJETALIBROS DE FELICIDAD

HABILIDAD PARA LLEVAR EN TU MOCHILA: FLOTA EN UNA NUBE DE FELICIDAD

Los estudios demuestran que la gratitud es una de las mejores formas de cambiar la perspectiva. Incluso en los estudiantes de Secundaria se ha visto que dedicar diez minutos por semana a hacer un ejercicio que consistía en expresar gratitud (escribir cartas a entrenadores, profesores o amigos expresando agradecimiento por algo concreto) se tradujo en un aumento de los sentimientos de conexión y satisfacción vital.[28] La gratitud contrarresta la adaptación hedónica, el efecto (bien documentado) por el cual, tras un acontecimiento placentero, volvemos rápidamente a un nivel base de emoción. Podemos combatir la adaptación hedónica prestando mucha atención a los aspectos positivos de nuestra vida, tanto importantes como nimios, y sabemos que el principio y el final del día son los momentos más eficaces para hacerlo. Podríamos considerarlos los sujetalibros de la felicidad. El ejercicio de hoy consta de dos partes: una por la mañana y otra por la noche.

Ejercicio por la mañana

En cuanto te despiertes, antes de levantarte de la cama, antes de consultar el teléfono, antes de hacer nada, dedica cinco minutos a pensar en una trayectoria positiva para hoy. Te puedes sentar en la cama para estar más alerta. Déjate despertar poco a poco, con respiraciones lentas y tranquilas, para dar la bienvenida al frescor del nuevo día. Después de hacer tres respiraciones lentas y conscientes, pregúntate:

¿Qué quiero hacer hoy?

¿Por qué cosas estoy agradecido?

La respuesta puede ser algo tan sencillo como «estoy deseando tomarme un café», «le estoy agradecido a mi pareja por haber hecho la compra para que hoy tenga un poco de tiempo para mí» o «me alegro de haber quedado para comer hoy con...». Esperar con ilusión lo bueno que nos deparará el día —en lugar de gastar la energía mental en planear o temer los aspectos difíciles y sentir solo la parte espinosa del día— es una buena forma de amortiguar el día con «cojines positivos». Estas pequeñas cosas de cada día son las que suman, te animan y son realmente importantes para la salud mental.

Si te levantas pensando en lo que tienes que hacer —si la lista de tareas pendientes se te acumula en la cabeza—, no te preocupes, no pasa nada. Es una forma de pensar natural, la que tenemos por defecto. Piensa en algo del día que sea importante para ti, algo que de verdad te importe. Tener más motivación, recordar por qué alguna tarea u obligación es significativa, amortigua el estrés y se asocia a la longevidad.

Ahora bien, si has consultado el teléfono, ¡no lo has estropeado! Observa lo que te hayas visto impulsado a mirar, deja el teléfono a un lado y tómate unos valiosos minutos para pensar en una trayectoria positiva.

Ejercicio por la noche

Cuando te metas en la cama, dedica cinco minutos a ejercitar la alegría. Lo que tienes que hacer es pensar en lo mejor que te haya pasado en el día de hoy.

¿Por qué cosas estoy agradecido hoy?

¿Ocurrió algo que haya ido mejor de lo esperado?

¿Qué me hizo sonreír o sentirme bien hoy? ¿Hice sonreír a alguien?

Las cosas más nimias pueden ser muy importantes. Incluso en un día difícil, recuerda los pequeños momentos: el abrazo de alguien que te importa, unas palabras amables de un vendedor, unas risas con un compañero. La belleza de una flor. El amor de una mascota peluda.

Por último, recuerda que la mente es repetitiva y rumiativa. Al final del día, deja que eso trabaje a tu favor en vez de en tu contra. Piensa en las respuestas a las preguntas anteriores mientras te duermes esta noche: piensa en los momentos que te alegraron hoy y que te gustaría saborear un poco más. Deja que el cuerpo se sienta satisfecho y tranquilo. Así es como terminamos bien el día.

EJERCICIOS EXTRA

¡Haz que los sujetalibros de la felicidad sean de toda la familia! Prueba a hacer las preguntas de antes durante la cena y que cada uno responda por turnos.

Dedica más tiempo a la relajación antes de dormir para conseguir un mayor efecto. La hora antes de irse a la cama es fundamental. Es el momento de iniciar el descenso hacia un sueño de calidad que te ayude a estar menos estresado al día siguiente. Crea un ambiente tranquilo: haz tu lista de tareas pendientes para el día siguiente y apaga todas las pantallas. Si quieres, puedes añadir un ritual de integración cuerpo-mente: yoga, estiramientos, respiración o escuchar música relajante. Ahora que te sientes relajado es el momento ideal para la gratitud. Hasta puede que te duermas antes o tengas un sueño más profundo, el tipo de sueño que recarga el cerebro.

Para obtener un «balance positivo» aún mayor hoy, piensa en un detalle amable que puedas tener con alguien mañana. Las relaciones sociales nos aportan alegría. Mantener conversaciones o tener un gesto amable con otra persona —ya sea una sonrisa compartida, un comentario, hacer que la otra persona se sienta escuchada y menos sola— son las pequeñas cosas que realmente crean emociones positivas en nosotros y en los demás. Y esto se puede hacer con cualquier persona, no solo con gente conocida. Los actos de amabilidad con desconocidos son pequeños milagros que pueden tener grandes efectos. Son emocionalmente contagiosos.

A veces, cuando hago algo de poca importancia por otra persona, pienso en los pequeños actos de bondad y gracia que tuvieron importantes efectos en cadena en la historia de mi propia familia y que la persona que los realizó nunca podría haber previsto. A finales del siglo XIX, mi bisabuela era una niña refugiada que viajaba sola sin tener los papeles en regla. Un revisor la detuvo cuando intentaba embarcar para ponerse a salvo, pero un transeúnte lo instó a que la dejara subir de todos modos y, tras un momento de vacilación, el hombre asintió con la cabeza y la dejó pasar. Puede que aquel revisor no volviera a pensar más en aquello o puede que sí. Yo espero que aquel acto de compasión le diera alguna alegría, porque sin él, yo no existiría. Mi difunta suegra tuvo una experiencia similar cuando huía de Alemania de niña. Si no hubiera sido por la empatía de un revisor que, aun dándose cuenta de que tenía el pasaporte caducado, la dejó subir a un barco, mi hijo no existiría. A menudo pienso con gratitud y asombro en estos actos fugaces de bondad de aquellos desconocidos.

Puede que hoy tengas la oportunidad de hacer algo amable por otra persona.

SOLUCIÓN DE PROBLEMAS

Si no has sentido mucha alegría últimamente y no sabes dónde encontrarla...

Pregúntate: ¿qué te produce alegría? Alegría por algo que aprecias o por los pequeños milagros de cada día. No te lo preguntes una sola vez, porque así no obtendrás una respuesta completa. Pregúntatelo ocho veces, respondiendo lo más rápido que puedas cada vez. Cuando necesites un buen empujón, utiliza esta técnica: no dudes, escribe lo primero que se te ocurra y vuelve a preguntar. Si haces esto rápidamente, conseguirás eludir a tu censor interior. Sorprende a tu mente, ¡a ver qué encuentras!

¿Qué te da alegría? ____________________

____

¿Qué te da alegría? ____________________

____

¿Qué te da alegría? ______________________________

____

¿Qué te da alegría? ______________________________

____

¿Qué te da alegría? ______________________________

____

¿Qué te da alegría? ______________________________

____

¿Qué te da alegría? ______________________________

____

¿Qué te da alegría? ______________________________

____

Al responder rápidamente una y otra vez, es menos probable que te prepares, juzgues y pienses en una respuesta «correcta», y así podrás descubrir lo que realmente te produce alegría. En los retiros formamos parejas para que los participantes se hagan esta pregunta unos a otros. Cuando se la hacen una y otra vez, la gente no sabe lo que va a salir. ¡Y así lo descubren! Encuentran respuestas de las que no eran conscientes. Muchas veces se dan cuenta de que encuentran alegría en pequeñas cosas que antes no reconocían ni valoraban.

Lo que ocurre después de este ejercicio es una transformación realmente notable. El nivel de energía aumenta y casi todos los presentes sonríen. La gente no quiere dejar de hablar. Terminamos el ejercicio diciéndoles: «Okey, escriban lo que han descubierto. Ahora van a dirigir aún más la atención a estos momentos de alegría».

Si tuviste un día realmente malo...

Pregúntate: «¿Hubo algún resquicio de esperanza?», «¿Encontré a alguien amable?», «¿Aprendí algo?».

Si te encuentras en una situación especialmente complicada, puede resultar difícil ver algo positivo. Aun así, te animo a que intentes encontrar un detalle positivo del día o la semana, y que te detengas a pensar en él, que lo saborees. También sabemos que si tienes una depresión grave, es posible que no puedas sentirte mejor en este momento. La depresión es complicada. Así que en lugar de esperar a sentirte mejor para hacer cosas que te hagan feliz, haz lo contrario: programa pequeñas actividades que te hagan sentir bien y hazlas con independencia de tus pensamientos y sentimientos negativos. Esto puede ayudar a crear una emoción positiva y aliviar la depresión.

Esa sensación de estar hundido no dura para siempre. En los momentos difíciles, recurro a algunas de mis citas favoritas para recordar que las dificultades van de la mano de la alegría. Esta es de Joanna Macy: «Venirse abajo no es tan malo. De hecho, es tan esencial para la transformación evolutiva y psicológica como el resquebrajamiento de los caparazones viejos». Y esta es de Jane Hirshfield: «Para ganar algo, primero hay que perderlo todo».

En los momentos de adversidad es cuando crecemos y reunimos más de lo que es verdaderamente importante, como las relaciones, la sabiduría y la fortaleza. Pero esto lleva tiempo y tú ahora tienes que concentrarte en superar el día. Ante todo, ten compasión de ti mismo. Trátate con la máxima delicadeza y amabilidad, como tratarías a tu mejor amigo.

CONCLUSIÓN

RENUEVA LA RECETA

Empezamos la semana con la misión de «preparar tu mochila» con las ligeras herramientas que necesitas para estar descansado y preparado, y ser resiliente. Diariamente hemos ido desarrollando nuevos «hábitos» de resiliencia al estrés; cuanto más los practiques, más arraigarán en ti, y así irás sustituyendo antiguas costumbres que no te servían de nada por otras que te aporten alivio y serenidad. Espero que con las herramientas y los métodos que hemos puesto en práctica esta semana seamos capaces de acabar con la mayor fuente de estrés crónico: la preocupación por la incertidumbre del futuro y por todo lo que no podemos controlar; el arrepentimiento y la rumiación sobre lo que no sucedió como esperábamos, y el intento de combatirlo nosotros solos dándole vueltas en la cabeza.

Esta es una parte fundamental del desarrollo de la resiliencia al estrés, porque en realidad experimentamos dos tipos distintos de incertidumbre. Como no podemos conocer el futuro, tenemos una «incertidumbre irreductible», y siempre la tendremos. Es un tipo de incertidumbre que nos acompaña incluso en los momentos más tranquilos y estables. Es la incógnita constante de lo que pasará el año que viene, la semana que viene, mañana, dentro de una hora. Todos vivimos con ello, forma parte de la condición humana. Pero ahora vivimos además con una «incertidumbre volátil»: cambios rápidos e impredecibles debidos a un mundo físico y social incierto. Retos mundiales.

Nos hallamos en un momento especial de la historia en el que estamos experimentando nuevos niveles de incertidumbre volátil y haciendo frente a toda una serie de amenazas para nuestra supervivencia y para la Tierra tal y como la conocemos. Ahora mismo, las cosas parecen inestables. El mundo (tanto el físico y natural como el social) parece estar cambiando exponencialmente. Pensemos en todo lo que afrontamos cada día: condiciones meteorológicas extremas y una crisis climática que se acelera; división política y precariedad; extremismo y propagación incontrolada de la desinformación; una pandemia que nadie esperaba ver en su vida y la amenaza de que todo se repita.

Es abrumador. Es apabullante.

Lo que veo en mis estudios y observo en la gente que me rodea es que nos estamos perdiendo en estas crisis existenciales, especialmente los jóvenes. Ahora más que nunca nos amenaza un futuro incierto. Hasta los más resilientes se pueden desgastar ante todo esto, como un acantilado rocoso que se erosiona con las olas. A veces perdemos el sentido, la dirección, el propósito; somos vulnerables a la desesperanza y al pensamiento catastrófico. Y cuando nos sentimos amenazados existencialmente, nos resulta difícil mantenernos firmes y afrontar el futuro con esperanza, resiliencia, flexibilidad y una respuesta sana al desafío.

Pero queremos y podemos hacerlo. Nuestros hijos, nuestras comunidades y nuestro planeta necesitan lo mejor de nosotros mismos, nuestro pensamiento más creativo y nuestra acción colectiva. Y hacer algo para reparar el mundo puede ser una de las formas más eficaces de vencer el estrés. Así que, por nuestro bienestar y por el bien común, es importante que renovemos nuestras recetas contra el estrés, incluidas las «recetas verdes» para pasar tiempo en la naturaleza y cuidar de la mejor forma posible la mente y el cuerpo, de modo que podamos alcanzar una profunda regeneración y alegría. En el futuro en el que nos estamos adentrando vamos a necesitar todos nuestros recursos para sobrevivir y prosperar juntos. Cuando logramos la resiliencia y la ecuanimidad, entramos más plenamente en un estado llamado el «plano de la posibilidad»,[1] que nos permite abandonar nuestros hábitos personales de pensamiento, comprender nuestra interconexión y ver nuevas posibilidades.

Por eso esta semana nos hemos centrado en cómo aumentar la resiliencia: reducir los valores de referencia del estrés (tanto del estrés del que eres consciente como del que vives de modo inconsciente); descubrir cómo lograr un descanso profundo, y crear hábitos mentales más saludables basados en la mejor ciencia de la que disponemos.

Así que recapitulemos para ver cuáles son las herramientas de las que dispones para conseguirlo.

Inventario al final de la semana: ¿qué llevas en la mochila?

Has probado siete tácticas nuevas a lo largo de este libro, y espero que te hayan ayudado a sentirte más ligero, más flexible, más descansado, más alegre, más capaz de flotar. Espero que termines este entrenamiento de resiliencia frente al estrés con un nuevo enfoque sobre el estrés en tu vida:

- Lo inesperado sucederá, y eso está bien. Puedo rebajar mis expectativas. Puedo reclinarme, relajarme y dejar que las experiencias vengan a mí.
- Puedo desprenderme de aquello que no puedo controlar. Puedo soltar el equipaje extra.
- ¡El estrés puede ser emocionante! Los retos pueden motivarme y transmitirme energía.
- Puedo relajarme ante el estrés agudo y metabolizarlo. A mi cuerpo le encanta una buena respuesta al estrés.
- Puedo dejar que la naturaleza se encargue de reajustar mi sistema nervioso. Soy parte de la naturaleza.
- Me merezco descansar. Desde ahora, no me privaré de la relajación, el sueño y el descanso profundo.

- La alegría reduce el estrés. Cuanto más lleno mi copa de alegría, menos se nota el sabor de la amargura del estrés y la lucha.

Al principio del libro decíamos que el estrés es el agua en que nadamos, pero que podemos aprender estrategias que nos ayuden a flotar, a cabalgar las olas del estrés en lugar de dejarnos arrastrar por ellas. Con las habilidades que has aprendido esta semana puedes hacerlo. A mí me gusta imaginármelo como si estuviera navegando en mi barca por un río desconocido. Puedo elegir una ruta u otra según las bifurcaciones que vaya encontrando (se presentan distintas opciones a lo largo del día o de la vida), pero la corriente va en una sola dirección. Yo no controlo el flujo del agua y, aunque pueda maniobrar un poco si las condiciones me lo permiten, no puedo remar río arriba, porque solo conseguiría agotarme. Para poder manejarme hábilmente por este río tengo que saber aceptar lo inesperado, asimilar las experiencias que surjan, afrontar las rocas y los rápidos con mentalidad de desafío, controlar lo que pueda y mantenerme a flote entre todo lo demás. Hasta podemos hacer una pausa y dejar que el agua se arremoline suavemente a nuestro alrededor. Cuando nos recostamos y adoptamos estados mentales verdes y azules, sentimos tranquilidad y satisfacción, y con ello enviamos a las células un mensaje contundente: ha llegado la hora de descansar y recuperarse.

Es muy fácil que nos sintamos abrumados y pasemos el tiempo en estados mentales rojos y amarillos. Pero si nos damos cuenta de que las cosas siempre están cambiando, de que no controlamos el futuro y de que lo único que está en nuestra mano es hacer las cosas lo mejor que podamos, entonces podremos abrirnos a lo que surja, a la alegría que esconde cada día.

Aquí te dejo tu receta para el estrés, para que veas los nombres de los ejercicios de un plumazo y no se te olviden. ¡Podrías colgarla en el refrigerador!

DÍA 1	DÍA 2	DÍA 3	DÍA 4	DÍA 5	DÍA 6	DÍA 7
Acepta la incertidumbre	**Deja lo que no puedas controlar**	**Disfruta con los retos**	**Metaboliza el estrés físico**	**Sumérgete en la naturaleza**	**Experimenta el descanso profundo**	**Crea sujetalibros de felicidad**
Elimina el estrés físico	Lista del estrés	Escudo antiestrés	Estrés hormético positivo	Absorción sensorial	Regeneración mediante la respiración	Empieza y termina con alegría
• Detecta la tensión • Percibe las expectativas y preocupaciones • Respira y libérate	• Elimina: ¿qué puedo quitar? • Añade: ¿qué es lo más importante? • Apunta: ¿qué puedo aceptar?	• Ten una actitud positiva ante el estrés • Reafirma tus valores • Piensa en tus recursos y busca la resiliencia	• HIIT o caminata rápida • Baño frío • Sauna caliente • Relájate en la incomodidad	• Naturaleza salvaje • Naturaleza urbana • Naturaleza en casa	• Respiraciones (largas, lentas, profundas) para el bienestar • Respirar para reiniciar (4-6-8) • Respiración diafragmática para relajarse	• Nota la alegría • Vive el día con un propósito • Expresa gratitud • Sé amable por dentro y por fuera

Esta «receta» para la resiliencia al estrés es tu kit de habilidades para un futuro desconocido. Para afrontar los retos que nos esperan necesitaremos una actitud tranquila y flexible. Y, por último, necesitaremos esperanza.

La «esperanza activa» te ayudará a flotar

La incertidumbre extrema lleva a la destrucción de la fuente de resiliencia humana más importante: la esperanza radical en la humanidad y en nuestro futuro. La esperanza no es solo un sentimiento, sino que implica una acción. Joanna Macy lo llama «esperanza activa», y en su descripción incluye tanto el cuidado de uno mismo como el cuidado de los demás. En pocas palabras, cuídate, descansa y encuentra una forma de restituir: cambia algo que te importe, por pequeño que sea. Te ayudará, sumará y nos ayudará a todos.

Macy hace un voto cada día para renovar su propósito y alinear sus acciones. El dalái lama también hace un voto diario que le ayuda a vivir una vida comprometida y con un propósito. Cuando hablé con él, le pregunté cómo podemos tener esperanza ante los abrumadores problemas existenciales a los que nos enfrentamos actualmente y me dijo que reconocer y centrarnos en los progresos que ya hemos hecho puede darnos espacio para sentir valor y confianza, compañeros necesarios de la esperanza. La alternativa (fijar la atención en nuestros problemas) impide pensar con claridad. También me habló de su estrategia diaria: recita votos del maestro indio Shantideva cada mañana. «Lo que me da valor y confianza es la renovación continua de la calidez de corazón [...]. Creo que es muy útil reflexionar sobre estos versículos. Lo que necesitamos es una forma de renovar regularmente nuestra intención positiva». Él señala un versículo concreto («Toda la dicha que hay en este mundo, toda, proviene de desear que los demás sean felices»)[2] y explica: «Si nos centramos demasiado en nosotros mismos, no seremos felices ni siquiera en esta vida, mientras que preocuparnos por el bienestar de los demás es la puerta de entrada a una gran alegría».[3]

Son tiempos difíciles; un voto de esperanza diario es un buen complemento para nuestros ejercicios antiestrés y para empezar bien el día. Puedes inventarte uno, si te ayuda, o puede que ya tengas uno de tu tradición religiosa o espiritual. A mí me gusta probar votos nuevos y aprender los que usan los demás. Aquí tienes uno de mis favoritos para empezar el día, un extracto de una oración escrita por Pádraig Ó Tuama:[4]

> Comenzamos el día solos, honrando esta vida con todo su potencial y sus posibilidades.
>
> Comenzamos el día con esperanza, sabiendo que el día puede contener amor, bondad, perdón y justicia.
>
> Que dejemos espacio para lo inesperado. Que encontremos sabiduría y vida en lo inesperado.

La esperanza activa es más fuerte que la esperanza abstracta. No es frágil. Es duradera. Es una esperanza impregnada de acción solidaria. No se pierde fácilmente. No la minan ni la destruyen la incertidumbre y la amenaza. Y es una emoción muy contagiosa porque, ante ella, los demás se sienten inspirados a hacer lo mismo. Fomenta el cambio social. Y es una de las cosas más poderosas que puedes hacer para aliviar el estrés, el dolor, la tristeza, la ansiedad y la ira. Por eso, aquí, al final de nuestra semana juntos, añadimos una herramienta más para la resiliencia al estrés: un sentido de propósito.

Tu mochila es ligera. El propósito la aligerará aún más. Piensa que es como el helio que aligera tu paso y te ayuda a flotar.

No pierdas de vista tu «estrella polar»

Antes hablábamos de eliminar los factores estresantes siempre que podamos, sobre todo los que nos «imponemos» a nosotros mismos. En esta categoría entrarían las obligaciones sociales, así como otros tipos de actividades «para estar al día» con las que añadimos responsabilidades y estrés en el trabajo o en nuestras comunidades porque nos sentimos presionados. Seguiremos con eso. Y, con suerte, al eliminar un poco de ese estrés, encontraremos un poco de espacio, un poco de tranquilidad, para reflexionar: «¿Qué es lo que realmente me importa? ¿A qué quiero dedicar mi energía vital? ¿Cuál es mi estrella polar?».

Hay muchas personas que me dicen que están «en modo supervivencia». Sienten que su vida personal es un desastre y que no pueden ocuparse de nada más. Sin embargo, en el centro de todo hay una verdad contraintuitiva: hacer algo que no sea para nosotros mismos nos da esperanza activa y propósito. De hecho, eleva el espíritu y reduce el estrés.

Puede que lo que más necesitemos para llevar bien el estrés sea un propósito.

Para esto, no necesitas tenerlo todo resuelto. A menudo actuamos con la mentalidad de «voy a poner mi vida en orden» y luego «voy a pensar en cómo hacer lo que he estado deseando hacer por el bien común». Pero no tienes por qué dominar tus problemas diarios, porque no van a desaparecer.

Siempre recordaré la mañana, a finales del verano de 2020, en la que los que estábamos en la costa oeste de Estados Unidos nos despertamos en Marte. El cielo era de color rojo óxido. El aire, tóxico. Un humo denso procedente de los devastadores incendios forestales se había instalado en lo alto de San Francisco y no dejaba ver el sol. El cartero tenía que usar una linterna frontal para entregar el correo a las diez de la mañana.

Mi malestar por los crecientes problemas climáticos iba en aumento. Pensaba más en ello, quería hablar más de ello. Pero estaba «a tope».

Mi trabajo como profesora universitaria, dando clase y dirigiendo el laboratorio, además de las responsabilidades que tenía en casa y mi labor de cuidadora eran incesantes, como siempre. Pero llegó un momento en el que me di cuenta de que no podía seguir viviendo así. De forma que decidí pasar de la preocupación a la acción y hacer lo que pudiera por colaborar en la lucha por el clima.

Ha sido un reto, porque la crisis climática se siente de un modo abrumador y las emociones pueden oscilar de un lado a otro, pasando de la desesperación y la tristeza a la esperanza y la alegría (como un metrónomo) con tanta fuerza que es como si nos diera un latigazo cervical. Se necesitan tantos cambios, grandes y pequeños, que a veces es difícil notar que estamos logrando algún resultado. He tenido varias ideas para proyectos, pero me he sentido bloqueada, como si no fuera suficiente. Luego me ayudó a tener más esperanza la teoría del cambio social cuántico, que nos ayuda a darnos cuenta de que cambiar las cosas a nivel local (los factores tangibles dentro de nuestra propia esfera de influencia) en realidad tendrá repercusiones contagiosas y en cadena.[5] Así es como podemos cambiar aspectos de nuestra cultura entre todos. Aunque no percibamos el efecto que producimos y puede que no lo veamos en toda la vida, lo que hacemos como individuos cuenta.

Estoy empezando un proyecto para que la gente pase de la angustia climática a la acción climática. Es un curso especial para dar información y enseñar habilidades que esperamos que inspiren a la gente a hacer cambios sin sentirse desesperada o abrumada. Estamos utilizando los principios de los que hemos hablado (ser capaz de mantener la alegría en medio de la tristeza y la ira, sentirse empoderado por el propósito y colaborar con los demás) y estamos poniendo el cambio social cuántico en acción. No sé cómo acabará, pero sí sé que la mejor manera de reducir la desesperación climática es mediante algún tipo de acción relacionada con ello.

Una cosa está clara para la ciencia: tener un propósito en la vida alivia el estrés. Cuando trabajo en cuestiones climáticas, noto una descarga de energía positiva, siento que estoy viviendo plenamente, como lo haría si supiera que mi tiempo en la Tierra se va a acabar pronto. Esta certeza —que estoy haciendo algo que me parece importante— me ayuda a manejar mejor las demás incertidumbres de la vida.

Puede que ya estés trabajando en algo que represente un objetivo importante para ti. Si no es así, piensa en las cosas que quieres hacer. Incluso dedicar una hora a la semana a un proyecto que te apasione puede ser significativo.

Puede que, en este momento, el hecho de añadir algo más que hacer no te parezca factible si ya te cuesta sacar adelante todo lo que tienes pendiente. Pero a veces no es necesario añadir nada más para tener un propósito y notar cómo esto alivia el estrés: a veces solo necesitamos darnos cuenta de que ese propósito ya está ahí, de que las cosas que hacemos ya son significativas para los demás. Párate a pensar en lo que ya estás haciendo. Muchas veces no somos conscientes del efecto que estamos teniendo.

Ya marcas la diferencia

Todos influimos. Tú estás contribuyendo de formas no cuantificadas al mundo que te rodea, de formas que pueden tener repercusiones e influencia más allá de tu conocimiento… y de tu vida.

Mi padre, David, fue profesor de Biología, aunque ya está jubilado. Tras su fiesta de jubilación recibió una carta de un alumno que había tenido veinte años antes. Mi padre estaba encantado de saber de él. Pero la mejor sorpresa fue el efecto que había producido en él.

Este estudiante sufría el síndrome del impostor. Venía de un pueblito, y en Stanford se sentía como un pez pequeño en un mar grande, como si su sitio no estuviera en la universidad. Creía que Stanford se había equivocado al aceptarlo como alumno. Sacaba calificaciones regulares y no se consideraba un buen estudiante, rodeado de los mejores. Un verano fue al laboratorio de mi padre a investigar sobre biología marina y lo hizo muy bien. Cuando mi padre vio su expediente de notas, dijo: «Bueno, eso no está bien. Te conozco y sé que puedes hacerlo mejor».

Este estudiante reflexionó sobre sus comentarios y pensó que podía tener razón. Llegó a conseguir excelentes calificaciones y con el tiempo se convirtió en un cirujano de talla mundial. Escribió a mi padre porque quería que supiera que una sola conversación en la que le transmitió confianza había cambiado el rumbo de su vida. Para mi padre no había sido más que una conversación de las que solía tener con sus estudiantes, pero resultó tener un efecto enorme. Y, a su vez, esa carta tan bonita también ha tenido un efecto desconocido: mi padre la ha guardado como un tesoro desde su jubilación, incluso una década después.

Todo el mundo puede preguntarse: «¿Qué estoy haciendo realmente, más allá de lo que llego a ver?».

Hay muchas influencias positivas que son anónimas y desconocidas. No hace falta tener un tipo de trabajo en concreto para tener un gran impacto en el mundo. Un aficionado al arte puede pensar en el mensaje que quiere transmitir al mundo. Una persona que se queda en casa para criar a sus hijos puede pensar en el amor y el apoyo que les está dando, ayudándolos a convertirse en personitas que hacen el bien en el mundo a su pequeña pero importante manera. ¿Cuál es el efecto a largo plazo de lo que estás haciendo? No lo podemos saber del todo… y, en realidad, eso es bonito.

Hablábamos del miedo que puede provocar la incertidumbre. Pero no podemos olvidar que la incertidumbre también implica que existe «posibilidad». No sabemos qué efecto podemos ejercer; qué detalle amable y generoso podemos tener que marque una gran diferencia para alguien; qué esfuerzos que podamos hacer por el bien común causarán un efecto en cadena. Podría ser muy grande. No sabemos de qué forma podemos transformar la sociedad juntos, pero es una posibilidad.

Es cierto que la incertidumbre puede ser estresante, pero también abre las puertas a las sorpresas de la vida. El futuro traerá retos, pero también belleza, asombro, gratitud y alegría. Una mente resiliente se abre a un mundo de posibilidades. Cuando notes que te estás poniendo tenso, prueba lo contrario: deshazte de la tensión, déjala ir. Suelta ese control que en realidad nunca has tenido. Acoge la incertidumbre con una sonrisa. La incertidumbre también es libertad.

Puede pasar cualquier cosa.

Tu vida está llena de posibilidades.

Agarra esa mochila ligera, en la que has metido las herramientas que necesitas para afrontar cada reto, y sal a vivir la vida.

AGRADECIMIENTOS

Doy las gracias a muchos colegas y amigos que me ayudaron a escribir este libro, que, a pesar de ser pequeño, ¡ha necesitado mucha colaboración! En primer lugar, gracias a Idea Architects, Rachel Neumann y Doug Abrams por su optimismo ante la idea de que el estrés podía afrontarse en siete días, por su confianza en mí y por la gestión del libro; y especialmente a Alyssa Knickerbocker, por su fantástico aporte a la escritura y su alegría contagiosa. A Amy Sun, de Penguin Life, le agradezco profundamente su cuidadoso trabajo de edición, que ha llevado a cabo con una precisión quirúrgica.

Expreso mi más profundo agradecimiento a los muchos colegas que, de alguna manera, han formado parte de esta receta para la calma, incluso asegurándose de que los detalles del estudio se conviertan en mensajes precisos y útiles, y especialmente a Amit Bernstein, George Bonanno, Alexandra Crosswell, Alia Crum, David Creswell, Martica Hall,

Dacher Keltner, Paul Lehrer, Robert Lustig, Sonja Lyubomirsky, Ashley Mason, Patrick McKeown, Wallace Nichols, Martin Picard, Eli Puterman, Charles Raison, Michael Sapiro, Cliff Saron, Shauna Shapiro, Emiliana Simon Thomas, Victor Strecher, Julian Thayer, Cassandra Vieten y Eric Zimmerman.

Dedico un agradecimiento especial a mis estrechos colaboradores en nuestro centro de la Universidad de California en San Francisco, que ayudan a que la investigación y los difíciles estudios sean tan divertidos: Aric Prather, Wendy Mendes y nuestro maravilloso equipo del Aging, Metabolism and Emotion Center. Gracias a Elizabeth Blackburn y Jue Lin por las décadas de amistad y diálogo sobre la resiliencia de los telómeros, desde las moléculas hasta la mente. Gracias a los numerosos colegas de nuestro Departamento de Psiquiatría y Ciencias del Comportamiento por hacer del periodo de la pandemia un tiempo de conexión y apoyo, a pesar de la pesada carga de trabajo y las dificultades de Zoom. Gracias a Lisa Pritzker, Sako Fisher, Joon Yun y Lynne y Victor Brick, por su apoyo especial. Gracias a mis mentores de toda la vida, Nancy Adler, Kelly Brownell, Philip Zimbardo y el difunto Albert Bandura.

Gracias a los muchos amigos y devotos maestros de sabiduría que me han ayudado directa o indirectamente con mi propia resiliencia al estrés durante tantos años: James Baraz, Peter y Alison Baumann, Mark Coleman, Richard Davidson, Eve Ekman, Lama Willa Miller, Lama Tsultrim Allione, Joanie Kriens, Jack Kornfield, Trudy Goodman,

Roshi Joan Halifax, Stephan Rechtschaffen, Annette Knopp, Esther Perel, Jack Saul, Dan Siegel, Tempel Smith, Bhikkhu Analayo, Caroline Welch, Rick y Jan Hanson, Jon Kabat Zinn, Will y Teresa Kabat-Zinn, Darrah Westrup y los compañeros del grupo NeuroDharma. Una profunda reverencia ante mi querida amiga Susan Bauer-Wu y los estupendos colegas del Mind & Life Institute y su consejo directivo por cocrear maravillosos foros que albergan la alquimia mágica de la ciencia y la sabiduría contemplativa. En ellos se han moldeado mi mente y mi vida.

Fue un regalo poder contar con un sofisticado grupo de lectores que mejoraron la primera versión, sobre todo con sus propias experiencias de los ejercicios; entre ellos, Cathy Caplener, Ron Chiarello, Elisabeth Doehring, Andrew Dreitcer, Mark Godley, Jeannette Ickovics, Amy Lauer, Robert Lustig, Dan Meer, Peter Prontzos, Jamey Schmidt, Ally y Lilia Shirman, Tracy Turner, David Vogel, Julia Wallace y, especialmente, Lynn Kutler.

Gracias a toda mi familia y a su núcleo: David y Lois Epel, las hermanas Sharon Epel y Andrea Lieberstein, Danny Glaser y, por supuesto, mi querido Jack Glaser. Y… gracias a ti, que lees estas líneas, por confiar en mí a la hora de aconsejarte, por estar abierto a probar algo nuevo a partir de este conjunto de ideas. Espero que haga fluir mejor tu valiosa vida.

BIBLIOGRAFÍA Y RECURSOS

Si quieres profundizar en alguna de las habilidades que practicamos, aquí te dejo algunos de mis libros y recursos web favoritos. También están disponibles en línea en www.elissaepel.com para que puedas acceder a los enlaces fácilmente.

Para seguir trabajando en las habilidades del día 1: estrés por incertidumbre

Standing at the Edge: Finding Freedom Where Fear and Courage Meet, de Joan Halifax y Rebecca Solnit, Flatiron Books, Nueva York, 2018. Versión castellana: *Al borde del abismo: encontrar la libertad donde se cruzan el miedo y el coraje*, Editorial Kairós, Barcelona, 2020. La adversidad y los estados límite pueden conducirnos a nuestras mejores cualidades.

In Love with the World: A Monk's Journey through the Bardos of Living and Dying, 1.ª ed., de Yongey Mingyur Rinpoche y Helen Tworkov, Nueva York, Random House, 2019. Versión castellana: *Enamorado del mundo: el viaje de un monje a través de los bardos de la vida y de la muerte*, Rigden Institut Gestalt, Madrid, 2019. Rinpoche describe los estados mentales que nos permiten vivir con alegría aunque estemos sometidos a mucho estrés por incertidumbre.

Cualquier aplicación de meditación, como *10% Happier, HeadSpace*, la aplicación gratuita *Insight Timer* o el programa *Healthy Minds* (https://hminnovations.org/meditation-app). Bikkhu Analayo, uno de los mejores maestros budistas, ofrece meditaciones de respiración consciente en <https://www.buddhistinquiry.org/resources/offerings-analayo/breathing-audio/>.

Para seguir trabajando en las habilidades del día 2: dejar el control

Oración de la Serenidad (adaptación de los programas de recuperación de Alcohólicos Anónimos): «Concédeme serenidad para aceptar las cosas que no puedo cambiar, valor para cambiar las cosas que sí puedo cambiar y la sabiduría para reconocer la diferencia».

Feeding Your Demons: Ancient Wisdom for Resolving Inner Conflict, 1.ª ed., de Lama Tsultrim Allione, Little, Brown Spark, Nueva York, 2008. Esta técnica utiliza la visualización para dar forma y color a nuestros «demonios» (nuestras respuestas emocionales negativas a una relación o situación) y los transforma en una fortaleza.

The Burnout Challenge: Managing People's Relationships with Their Jobs, de Christina Maslach y Michael Leiter, Harvard University Press, Cambridge (MA), 2022.

The Dialectical Behavior Therapy Skills Workbook: Practical DBT Exercises for Learning Mindfulness, Interpersonal Effectiveness, Emotion Regulation, and Distress Tolerance, 2.ª ed., de

Matthew McKay, Jeffrey C. Wood y Jeffrey Brantley, New Harbinger, Oakland (CA), 2019. Versión castellana: *Manual práctico de terapia dialéctico conductual: ejercicios prácticos de TDC para aprendizaje de mindfulness, eficacia interpersonal, regulación emocional y tolerancia a la angustia*, Desclée De Brouwer, Bizkaia, 2021.

Para seguir trabajando en las habilidades del día 3: estados mentales positivos para combatir el estrés diario, la ansiedad y la depresión

Breaking the Age Code: How Your Beliefs about Aging Determine How Long and Well You Live, de Becca Levy, William Morrow, Nueva York, 2022. Versión castellana: *Rompe los límites de la edad*, Paidós, Barcelona, 2023.

Resilient: How to Grow an Unshakable Core of Calm, Strength, and Happiness, de Rick Hanson y Forrest Hanson, Harmony, Nueva York, 2022. Versión castellana: *Resiliente: cómo desarrollar un inquebrantable núcleo de calma, fuerza y felicidad*, Gaia Ediciones, Madrid, 2019. <https://www.rickhanson.net/resilient/>.

The Upside of Stress: Why Stress Is Good for You, and How to Get Good at It, de Kelly McGonigal, Avery, Nueva York, 2016.

Para empresarios: Meru Health (https://www.meruhealth.com/) es una plataforma de aplicaciones de autoayuda para la depresión y la ansiedad que ofrece terapia basada en pruebas, biorretroalimentación de la variabilidad del ritmo cardiaco y sesiones con terapeutas formados en terapia cognitiva basada en mindfulness. (Nótese mi conflicto de intereses; formo parte de su junta asesora).

Para seguir trabajando en las habilidades del día 4: estrés positivo

The Wim Hof Method: Activate Your Full Human Potential, de Wim Hof, prólogo de Elissa Epel, Sounds True, Louisville (Colorado), 2020. Versión castellana: *El método Wim Hof: trasciende tus límites, activa todo tu potencial*, Gaia Ediciones, Madrid, 2021.

The Better Brain: Overcome Anxiety, Combat Depression, and Reduce ADHD and Stress with Nutrition, de Bonnie Kaplan y Julia Rucklidge, Houghton Mifflin Harcourt, Boston, 2021. Este libro describe cómo los patrones dietéticos y los micronutrientes mejoran la salud mental, y ciertas sustancias químicas de las plantas actúan en parte a través de procesos de estrés hormético.

¿Qué tipo de ejercicio ayuda a cada tipo de problema de salud mental? En esta página encontrarás una información muy completa: <https://www.johnwbrickfoundation.org/move-your-mental-health-report/>.

Es fácil encontrar videos de entrenamiento interválico de alta intensidad en internet: Peloton, igual que Lanebreak, ofrece clases online, un entrenamiento HIIT disfrazado de juego.

Para seguir trabajando en las habilidades del día 5: reajusta tu sistema nervioso con la naturaleza

Blue Mind: The Surprising Science That Shows How Being Near, in, on, or Under Water Can Make You Happier, Healthier, More Connected, and Better at What You Do, de Wallace J. Nichols, Little, Brown and Company, Nueva York, 2015.

The Mind, the Human-Earth Connection and the Climate Crisis Online Course, un seminario gratuito del Mind and Life

Summer Research Institute: <https://www.mindandlife.org/climate-online-course/>. Mis colegas y yo presentamos a destacados ponentes internacionales en un curso de contemplación con abundante información sobre el desarrollo de la resiliencia climática y cómo mejorar nuestra relación con la naturaleza.

Para retiros en la naturaleza, busca en internet ¡o créate uno por ti mismo! Yo recomiendo los retiros guiados en la naturaleza de Mark Coleman y la formación de profesores de mindfulness en la naturaleza: <https://markcoleman.org/>.

Para seguir trabajando en las habilidades del día 6: descanso profundo

The Wakeful Body: Somatic Mindfulness as a Path to Freedom, de Willa Baker y Tsoknyi Rinpoche, Shambhala, Boulder (Colorado), 2021. Este libro, muy bien escrito, describe la energía sutil del cuerpo, una forma de sintonizar con el estrés inconsciente y encontrar alivio.

The Breathing Cure: Develop New Habits for a Healthier, Happier, and Longer Life, de Patrick McKeown y Laird Hamilton, Humanix Books, Nueva York, 2021. Un libro muy completo que ofrece ejercicios de respiración adaptados a muchas dolencias.

Centros de retiro de meditación o yoga: cuando se puede, es maravilloso hacer la maleta y concentrarse en uno mismo en un centro de retiro espiritual, de meditación o de yoga que no esté destinado también al turismo comercial. A continuación te recomiendo tres centros de retiro de meditación que conozco bien. En Estados Unidos, la mayoría de los estados ofrecen opciones que se pueden encontrar en la web. Este sitio ofrece una lista de retiros espirituales en todo el mundo: <https://www.spiritualtravels.info/spiritual-sites-around-the-world/>.

- Insight Meditation Society, Barre (Massachusetts): <https://www.dharma.org/>.
- Spirit Rock Meditation Center, Woodacre (California): <https://www.spiritrock.org/>.
- Wonderwell Mountain Refuge, New Hampshire: <https://naturaldharma.org/>.

Prueba estas meditaciones guiadas gratuitas para aumentar el bienestar y para dormir: <https://www.irest.org/try-irest-now>.

Considera la posibilidad de utilizar un biosensor portátil que te ayude a saber qué te funciona mejor y cómo responde tu sistema nervioso durante los entrenamientos y mientras duermes. Mi favorito es el anillo Oura <ouraring.com>. Con el producto HeartMath <https://store.heartmath.org/>, por ejemplo, puedes obtener información sobre la variabilidad de la frecuencia cardiaca.

Para seguir trabajando en las habilidades del día 7: alegría y «cojines positivos»

Awakening Joy: 10 Steps to Happiness, de James Baraz, Shoshana Alexander, Ram Dass y Jack Kornfield, Ballantine Books, Nueva York, 2012.

Greater Good in Action (GGIA): este sitio web <https://ggia.berkeley.edu/> es un extenso catálogo de actividades, ejercicios y prácticas para fortalecer habilidades que promueven el bienestar emocional, como el asombro, la gratitud y la compasión. Se han extraído de investigaciones científicas publicadas, y los estudios de compromiso e impacto están dirigidos por mis colegas Dacher Keltner y Emiliana Simon Thomas.

The Big Joy Project (investigación): este sitio web y aplicación para celular <https://ggia.berkeley.edu/bigjoy> es una experiencia de una semana que he creado en colaboración con mis colegas investigadoras Peggy Callahan y Jolene Smith, de la campaña Mission Joy y el Greater Good Science Center de la Universidad de California en Berkeley (UCB) para promover la alegría interior y el bienestar. Es asimismo un proyecto de ciencia ciudadana para descubrir más sobre lo que funciona para cada uno en distintas regiones y países. ¡Si te gusta, compártelo!

Mission: Joy—Finding Happiness in Troubled Times, un documental sobre la alegría en medio de la adversidad, y la amistad entre su santidad el dalái lama y el arzobispo Desmond Tutu. <https://missionjoy.org/>.

Tank's Good News: ¡Contrarresta las noticias negativas diarias! No puedo evitar reír o sonreír leyendo el post diario en Instagram (@tanksgoodnews); o puedes recibir el boletín de <https://tanksgoodnews.com>.

Para seguir «renovando tu receta» (conclusión)

You Matter More Than You Think: *Quantum Social Change for a Thriving World*, de Karen O'Brien y Christina Bethell, Change, Oslo, 2021.

Humanity Rising <https://humanityrising.solutions/> es una emisión mundial que comenzó con la pandemia, convocada por la Ubiquity University, con espectadores en ciento treinta países. Ofrece diálogos de líderes de pensamiento que abordan problemas globales y cómo construir resiliencia y renovación para asegurar el futuro humano. Puede que te sientas inspirado y más conectado globalmente.

One Earth Sangha <https://oneearthsangha.org/> ofrece clases y seminarios web sobre cómo abordar la crisis climática desde una perspectiva tanto activa como contemplativa.

Regeneration.org: empieza a actuar contra el cambio climático.

Purpose: Living for What Matters Most, un curso gratuito de Coursera, del profesor Victor Strecher.

NOTAS

Introducción

1. Jue Lin y Elissa Epel, «Stress and Telomere Shortening: Insights from Cellular Mechanisms», *Ageing Research Reviews*, 73 (enero de 2022), 101507, <https://doi.org/10.1016/j.arr.2021.101507>.

2. David M. Almeida, Susan T. Charles, Jacqueline Mogle, Johanna Drewelies, Carolyn M. Aldwin, Avron Spiro III y Denis Gerstorf, «Charting Adult Development through (Historically Changing) Daily Stress Processes», *American Psychologist*, 75, n.º 4 (mayo-junio de 2020), pp. 511-524, <https://doi.org/10.1037/amp0000597>.

3. Achim Peters, Bruce S. McEwen y Karl Friston, «Uncertainty and Stress: Why It Causes Diseases and How It Is Mastered by the Brain», *Progress in Neurobiology*, 156 (septiembre de 2017), pp. 164-188, <https://doi.org/10.1016/j.pneurobio.2017.05.004>.

4. Alexandra Crosswell, Stefanie Mayer, Lauren Whitehurst, Sheyda Zebarjadian, Martin Picard y Elissa Epel, «Deep Rest: An Integrative Model of How Contemplative Practices Enhance the Body's Restorative Capacity» (en revisión).

5. Jos F. Brosschot, Bart Verkuil y Julian F. Thayer, «Generalized Unsafety Theory of Stress: Unsafe Environments and Conditions, and the Default Stress Response», en «Stress and Health», Mark Cropley, Birgitta Gatersleben y Stefan Sütterlin (eds.), número especial, *International Journal of Environmental Research and Public Health*, 15, n.º 3 (7 de marzo de 2018), 464, <https://doi.org/10.3390/ijerph15030464>.

6. Su santidad el dalái lama, «Mind and Life Conversation: Embracing Hope, Courage, and Compassion in Times of Crisis», entrevistado por Elissa Epel y Michelle Shiota, moderado por John Dunne, Mind and Life Institute, 8 de diciembre de 2021, 1:18:01, <www.mindandlife.org/event/embracing-hope-courage-and-compassion/>.

Día 1. Las cosas se torcerán... Y no pasa nada

1. Natalia Bobba-Alves *et al.*, «Chronic Glucocorticoid Stress Reveals Increased Energy Expenditure and Accelerated Aging as Cellular Features of Allostatic Load», *BioRxiv* (2022), <https://doi.org/10.1101/2022.02.22.481548>.

2. Archy O. de Berker, Robb B. Rutledge, Christoph Mathys, Louise Marshall, Gemma F. Cross, Raymond J. Dolan y Sven Bestmann, «Computations of Uncertainty Mediate Acute Stress Responses in Humans», *Nature Communications*, 7 (29 de marzo de 2016), 10996, <https://doi.org/10.1038/ncomms10996>.

3. Dilek Celik, Emre H. Alpay, Betul Celebi y Aras Turkali, «Intolerance of Uncertainty, Rumination, Post-Traumatic Stress Symptoms and Aggression during COVID-19: A Serial Mediation Model», *European Journal of Psychotraumatology*, 12, n.º 1 (13 de agosto de 2021), 1953790, <https://doi.org/10.1080/20008198.2021.1953790>.

4. Yuanyuan Gu, Simeng Gu, Yi Lei y Hong Li, «From Uncertainty to Anxiety: How Uncertainty Fuels Anxiety in a Process Mediated by Intolerance of Uncertainty», en «Stress Induced Neuroplasticity and Mental Disorders 2020», Fang Pan, Lee Shapiro y Jason H. Huang (eds.), número especial, *Neural Plasticity*, 2020 (1 de octubre de 2020), 8866386, <https://doi.org/10.1155/2020/8866386>.

5. Jessica C. Jimenez, Katy Su, Alexander R. Goldberg, Victor M. Luna, Jeremy S. Biane, Gokhan Ordek, Pengcheng Zhou *et al.*, «Anxiety Cells in a Hippocampal-Hypothalamic Circuit», *Neuron*, 97, n.º 3 (7 de febrero de 2018), 670-683.e6, <https://doi.org/10.1016/j.neuron.2018.01.016>.

6. Marc-Lluís Vives y Oriel FeldmanHall, «Tolerance to Ambiguous Uncertainty Predicts Prosocial Behavior», *Nature Communications*, 9 (12 de junio de 2018), 2156, <https://doi.org/10.1038/s41467-018-04631-9>.

7. Jeroen M. van Baar, David J. Halpern y Oriel FeldmanHall, «Intolerance of Uncertainty Modulates Brain-to-Brain Synchrony during Politically Polarized Perception», *Proceedings of the National Academy of Sciences*, 118, n.º 20 (13 de mayo de 2021), e2022491118, <https://doi.org/10.1073/pnas.2022491118>.

8. Andreas B. Neubauer, Joshua M. Smyth y Martin J. Sliwinski, «When You See It Coming: Stressor Anticipation Modulates Stress Effects on Negative Affect», *Emotion*, 18, n.º 3 (abril de 2018), pp. 342-354, <https://doi.org/10.1037/emo0000381>.

9. Kirstin Aschbacher, Aoife O'Donovan, Owen M. Wolkowitz, Firdaus S. Dhabhar, Yali Su y Elissa Epel, «Good Stress, Bad Stress and Oxidative Stress: Insights from Anticipatory Cortisol Reactivity», *Psychoneuroendocrinology*, 38, n.º 9 (septiembre de 2013), pp. 1698-1708, <https://doi.org/10.1016/j.psyneuen.2013.02.004>.

10. Roxane Cohen Silver, E. Alison Holman y Dana Rose Garfin, «Coping with Cascading Collective Traumas in the United States», *Nature Human Behavior*, 5, n.º 1 (enero de 2021), pp. 4-6, <https://doi.org/10.1038/s41562-020-00981-x>.

11. Roxane Cohen Silver, E. Alison Holman, Judith Pizarro Andersen, Michael Poulin, Daniel N. McIntosh y Virginia Gil-Rivas, «Mental and Physical Health Effects of Acute Exposure to Media Images of the September 11, 2001, Attacks and the Iraq War», *Psychological Science*, 24, n.º 9 (septiembre de 2013), pp. 1623-1634, <https://doi.org/10.1177/0956797612460406>.

Día 2. Controla lo que puedas... y deja lo demás

1. Stephanie A. Robinson y Margie E. Lachman, «Perceived Control and Aging: A Mini-Review and Directions for Future Research», *Gerontology*, 63, n.º 5 (agosto de 2017), pp. 435-442, <https://doi.org/10.1159/000468540>.

2. Shevaun D. Neupert, David M. Almeida y Susan Turk Charles, «Age Differences in Reactivity to Daily Stressors: The Role of Personal Control», *Journals of Gerontology: Series B*, 62, n.º 4 (julio de 2007), pp. 216-225, <https://doi.org/10.1093/geronb/62.4.p216>.

3. Laura L. Carstensen, Yochai Z. Shavit y Jessica T. Barnes, «Age Advantages in Emotional Experience Persist Even under Threat from the COVID-19 Pandemic», *Psychological Science*, 31, n.º 11 (noviembre de 2020), pp. 1374-1385, <https://doi.org/10.1177/0956797620967261>.

4. Carol A. Shively y Stephen M. Day, «Social Inequalities in Health in Nonhuman Primates», *Neurobiology of Stress*, 1 (enero de 2015), pp. 156-163, <https://doi.org/10.1016/j.ynstr.2014.11.005>.

5. Jay R. Kaplan, Haiying Chen y Stephen B. Manuck, «The Relationship between Social Status and Atherosclerosis in Male and Female Monkeys as Revealed by Meta-analysis», en «Special Issue on Nonhuman Primate Models of Women's Health», Carol A. Shively y Thomas B. Clarkson (eds.), *American Journal of Primatology*, 71, n.º 9 (septiembre de 2009), pp. 732-741, <https://doi.org/10.1002/ajp.20707>.

6. Janice K. Kiecolt-Glaser, Phillip T. Marucha, W. B. Malarkey, Ana M. Mercado y Ronald Glaser, «Slowing of Wound Healing by Psychological Stress», *The Lancet*, 346, n.º 8984 (4 de noviembre de 1995), pp. 1194-1196, <https://doi.org/10.1016/S0140-6736(95)92899-5>.

7. Saher Hoda Kamil y Dawn I. Velligan, «Caregivers of Individuals with Schizophrenia: Who Are They and What Are Their Challenges?», *Current Opinion in Psychiatry*, 43, n.º 3 (mayo de 2019), pp. 157-163, <https://doi.org/10.1097/YCO.0000000000000492>.

8. Anna Sjörs Dahlman, Ingibjörg H. Jonsdottir y Caroline Hansson, «The Hypothalamo-pituitary-adrenal Axis and the Autonomic Nervous System in Burnout», en «The Human Hypothalamus: Neuropsychiatric Disorders», Dick F. Swaab, Ruud M. Buijs, Felix Kreier, Paul J. Lucassen y Ahmad Salehi (eds.), *Handbook of Clinical Neurology*, 182 (2021), pp. 83-94, <https://doi.org/10.1016/B978-0-12-819973-2.00006-X>.

9. Christina Maslach y Michael P. Leiter, *The Burnout Challenge: Managing People's Relationships with Their Jobs*, Harvard University Press, Cambridge (MA), 2022.

10. Annie Dillard, *The Writing Life*, HarperCollins, Nueva York, 1989. (Hay trad. cast.: *Vivir, escribir, Ediciones y Talleres de Escritura Creativa*, Fuentetaja, Madrid, 2022).

11. Hsiao-Wen Liao y Laura L. Carstensen, «Future Time Perspective: Time Horizons and Beyond», en «Future Time Pers-

pectives», número especial, *Gero-Psych*, 31, n.º 3 (septiembre de 2018), pp. 163-167, <https://doi.org/10.1024/1662-9647/a0001 94>.

12. Marsha M. Linehan, *DBT Skills Training Manual*, 2.ª ed., Guilford Publications, Nueva York, 2015. La terapia dialéctico-conductual (DBT, por sus siglas en inglés) incluye ejercicios de aceptación radical. (Hay trad. cast.: *Manual de entrenamiento en habilidades DBT: para el-la terapeuta*, Psara Ediciones, Córdoba, 2021).

13. Alexandra D. Crosswell, Michael Coccia y Elissa S. Epel, «Mind Wandering and Stress: When You Don't Like the Present Moment», *Emotion*, 20, n.º 3 (abril de 2020), pp. 403-412, <https://doi.org/10.1037/emo0000548>.

14. Elissa S. Epel, Eli Puterman, Jue Lin, Elizabeth Blackburn, Alanie Lazaro y Wendy Berry Mendes, «Wandering Minds and Aging Cells», *Clinical Psychological Science*, 1, n.º 1 (enero de 2013), pp. 75-83, <https://doi.org/10.1177/2167702612460234>.

15. Steven Hayes y Spencer Smith, *Get out of Your Mind and into Your Life: The New Acceptance and Commitment Therapy*, New Harbinger Publications, Oakland (CA), 2015. (Hay trad. cast.: *Sal de tu mente, entra en tu vida: la nueva terapia de aceptación y compromiso*, Desclée De Brouwer, Bilbao, 2021).

16. Emily K. Lindsay, Shinzen Young, Joshua M. Smyth, Kirk Warren Brown y J. David Creswell, «Acceptance Lowers Stress Reactivity: Dismantling Mindfulness Training in a Randomized Controlled Trial», *Psychoneuroendocrinology*, 87 (enero de 2018), pp. 63-73, <https://doi.org/10.1016/j.psy neuen.2017.09.015>.

17. Emily K. Lindsay, Brian Chin, Carol M. Greco, Shinzen Young, Kirk W. Brown, Aidan G. C. Wright, Joshua M. Smyth, Deanna Burkett y J. David Creswell, «How Mindfulness Training Promotes Positive Emotions: Dismantling Acceptance

Skills Training in Two Randomized Controlled Trials», *Journal of Personality and Social Psychology*, 115, n.º 6 (diciembre de 2018), pp. 944-973, <https://doi.org/10.1037/pspa0000134>.

18. Nora Görg, Kathlen Priebe, Jan R. Böhnke, Regina Steil, Anne S. Dyer y Nikolaus Kleindienst, «Trauma-Related Emotions and Radical Acceptance in Dialectical Behavior Therapy for Posttraumatic Stress Disorder after Childhood Sexual Abuse», *Borderline Personality Disorder and Emotion Dysregulation*, 4 (13 de julio de 2017), 15, <https://doi.org/10.1186/s40479-017-0065-5>; Jenny Thorsell Cederberg, Martin Cernvall, JoAnne Dahl, Louise von Essen y Gustaf Ljungman, «Acceptance as a Mediator for Change in Acceptance and Commitment Therapy for Persons with Chronic Pain?», *International Journal of Behavioral Medicine*, 23, n.º 1 (febrero de 2016), pp. 21-29, <https://doi.org/10.1007/s12529-015-9494-y>.

Día 3. Sé el león

1. Elissa S. Epel, Alexandra D. Crosswell, Stefanie E. Mayer, Aric A. Prather, George M. Slavich, Eli Puterman y Wendy Berry Mendes, «More Than a Feeling: A Unified View of Stress Measurement for Population Science», *Frontiers in Neuroendocrinology*, 49 (abril de 2018), pp. 146-169, <https://doi.org/10.1016/j.yfrne.2018.03.001>.

2. Stefanie E. Mayer, Agus Surachman, Aric A. Prather, Eli Puterman, Kevin L. Delucchi, Michael R. Irwin, Andrea Danese, David M. Almeida y Elissa S. Epel, «The Long Shadow of Childhood Trauma for Depression in Midlife: Examining Daily Psychological Stress Processes as a Persistent Risk Pathway», *Psychological Medicine* (26 de marzo de 2021), pp. 1-10, <https://doi.org/10.1017/S0033291721000921>.

3. Joanna Guan, Elaz Ahmadi, Bresh Merino, Lindsay Fox, K. Miller, J. Kim y Stefanie Mayer, «Developing Stress Resilience in Everyday Life—Examining Stress Appraisal Effects of an Ecological Mindfulness Intervention Developed for Midlife Women with a History of Early Life Adversity» (presentación online de póster en el VII International Symposium on Resilience Research, International Resilience Alliance Intresa, septiembre de 2021).

4. Elissa Epel, Jennifer Daubenmier, Judith Tedlie Moskowitz, Susan Folkman y Elizabeth Blackburn, «Can Meditation Slow Rate of Cellular Aging? Cognitive Stress, Mindfulness, and Telomeres», *Annals of the New York Academy of Sciences*, 1172, n.º 1 (agosto de 2009), pp. 34-53, <https://doi.org/10.1111/j.1749-6632.2009.04414.x>; Aoife O'Donovan, A. Janet Tomiyama, Jue Lin, Eli Puterman, Nancy E. Adler, Margaret Kemeny, Owen M. Wolkowitz, Elizabeth H. Blackburn y Elissa S. Epel, «Stress Appraisals and Cellular Aging: A Key Role for Anticipatory Threat in the Relationship between Psychological Stress and Telomere Length», *Brain, Behavior, and Immunity*, 26, n.º 4 (mayo de 2012), pp. 573-579, <https://doi.org/10.1016/j.bbi.2012.01.007>.

5. Jeremy P. Jamieson, Matthew K. Nock y Wendy Berry Mendes, «Mind over Matter: Reappraising Arousal Improves Cardiovascular and Cognitive Responses to Stress», *Journal of Experimental Psychology: General*, 141, n.º 3 (agosto de 2012), pp. 417-422, <https://doi.org/10.1037/a0025719>.

6. Jeremy P. Jamieson, Wendy Berry Mendes, Erin Blackstock y Toni Schmader, «Turning the Knots in Your Stomach into Bows: Reappraising Arousal Improves Performance on the GRE», *Journal of Experimental Social Psychology*, 46, n.º 1 (enero de 2010), pp. 208-212, <https://doi.org/10.1016/j.jesp.2009.08.015>.

7. Alia J. Crum, Peter Salovey y Shawn Achor, «Rethinking Stress: The Role of Mindsets in Determining the Stress Respon-

se», *Journal of Personality and Social Psychology*, 104, n.º 4 (abril de 2013), pp. 716-733, <https://doi.org/10.1037/a0031201>. Los ítems que se muestran están adaptados basándose en la escala de la doctora Crum (Stress Mindset Measure).

8. Dena M. Bravata, Sharon A. Watts, Autumn L. Keefer, Divya K. Madhusudhan, Katie T. Taylor, Dani M. Clark, Ross S. Nelson, Kevin O. Cokley y Heather K. Hagg, «Prevalence, Predictors and Treatment of Impostor Syndrome: A Systematic Review», *Journal of General Internal Medicine*, 35, n.º 4 (abril de 2020), pp. 1252-1275, <https://doi.org/10.1007/s11606-019-05364-1>.

9. Mirjam Neureiter y Eva Traut-Mattausch, «An Inner Barrier to Career Development: Preconditions of the Impostor Phenomenon and Consequences for Career Development», *Frontiers in Psychology*, 7 (febrero de 2016), 48, <https://doi.org/10.3389/fpsyg.2016.00048>.

10. Patricia K. Leach, Rachel M. Nygaard, Jeffrey G. Chipman, Melissa E. Brunsvold y Ashley P. Marek, «Impostor Phenomenon and Burnout in General Surgeons and General Surgery Residents», *Journal of Surgical Education*, 76, n.º 1 (2019), pp. 99-106.

11. Özlem Ayduk y Ethan Kross, «From a Distance: Implications of Spontaneous Self Distancing for Adaptive Self-Reflection», *Journal of Personality and Social Psychology*, 98, n.º 5 (mayo de 2010), pp. 809-829, <https://doi.org/10.1037/a0019205>.

12. Jenny J. W. Liu, Natalie Ein, Julia Gervasio y Kristin Vickers, «The Efficacy of Stress Reappraisal Interventions on Stress Responsivity: A Metaanalysis and Systematic Review of Existing Evidence», *PLoS One*, 14, n.º 2 (febrero de 2019), e0212854, <https://doi.org/10.1371/journal.pone.0212854>.

13. Jennifer Daubenmier, Elissa S. Epel, Patricia J. Moran, Jason Thompson, Ashley E. Mason, Michael Acree, Veronica

Goldman *et al.*, «A Randomized Controlled Trial of a Mindfulness-Based Weight Loss Intervention on Cardiovascular Reactivity to Social-Evaluative Threat Among Adults with Obesity», *Mindfulness*, 10, n.° 12 (2019), pp. 2583-2595. <doi:10.1007/s12671-019-01232-5>.

14. Kevin Love, «NBA's Kevin Love: Championing Mental Health for Everyone», *Commonwealth Club*, 19 de enero de 2021, video: 1:07:31, 27 de enero de 2021, <https://www.commonwealthclub.org/events/archive/video/nbas-kevin-love-championing-mental-health-everyone>.

15. Kevin Love, «Everyone Is Going through Something», *The Players' Tribune*, 6 de marzo de 2018, <https://www.theplayerstribune.com/articles/kevin-love-everyone-is-going-through-something>.

16. Geoffrey L. Cohen y David K. Sherman, «The Psychology of Change: Self-Affirmation and Social Psychological Intervention», *Annual Review of Psychology*, 65 (enero de 2014), pp. 333-371, <https://doi.org/10.1146/annurev-psych-010213-115137>.

17. Arghavan Salles, Claudia M. Mueller y Geoffrey L. Cohen, «A Values Affirmation Intervention to Improve Female Residents' Surgical Performance», *Journal of Graduate Medical Education*, 8, n.° 3 (julio de 2016), pp. 378-383, <https://doi.org/10.4300/JGME-D-15-00214.1>; J. Parker Goyer, Julio García, Valerie Purdie-Vaughns, Kevin R. Binning, Jonathan E. Cook, Stephanie L. Reeves, Nancy Apfel, Suzanne Taborsky-Barba, David K. Sherman y Geoffrey L. Cohen, «Self-Affirmation Facilitates Minority Middle Schoolers' Progress along College Trajectories», *Proceedings of the National Academy of Sciences of the United States of America*, 114, n.° 29 (julio de 2017), pp. 7594-7599, <https://doi.org/10.1073/pnas.1617923114>.

18. J. David Creswell, Suman Lam, Annette L. Stanton, Shelley E. Taylor, Julienne E. Bower y David K. Sherman, «Does

Self-Affirmation, Cognitive Processing, or Discovery of Meaning Explain Cancer-Related Health Benefits of Expressive Writing?», *Personal and Social Psychology Bulletin*, 33, n.º 2 (febrero de 2007), pp. 238-250, <https://doi.org/10.1177/0146167206294412>.

19. Cohen y Sherman, «The Psychology of Change».

20. Giving Purpose, <https://www.givingpurpose.org/>.

Día 4. Entrena la resiliencia

1. Elissa S. Epel, «The Geroscience Agenda: Toxic Stress, Hormetic Stress, and the Rate of Aging», *Ageing Research Reviews*, 63 (noviembre de 2020), 101167, <https://doi.org/10.1016/j.arr.2020.101167>.

2. Caroline Kumsta, Jessica T. Chang, Jessica Schmalz y Malene Hansen, «Hormetic Heat Stress and HSF-1 Induce Autophagy to Improve Survival and Proteostasis in *C. elegans*», *Nature Communications*, 8 (15 de febrero de 2017), 14337, <https://doi.org/10.1038/ncomms14337>.

3. David G. Weissman y Wendy Berry Mendes, «Correlation of Sympathetic and Parasympathetic Nervous System Activity during Rest and Acute Stress Tasks», *International Journal of Psychophysiology*, 162 (abril de 2021), pp. 60-68, <https://doi.org/10.1016/j.ijpsycho.2021.01.015>.

4. Elissa S. Epel, Bruce S. McEwen y Jeannette R. Ickovics, «Embodying Psychological Thriving: Physical Thriving in Response to Stress», *Journal of Social Issues*, 54, n.º 2 (verano de 1998), pp. 301-322, <https://doi.org/10.1111/0022-4537.671998067>.

5. Manuel Mücke, Sebastian Ludyga, Flora Colledge y Markus Gerber, «Influence of Regular Physical Activity and Fitness on Stress Reactivity as Measured with the Trier Social Stress Test Protocol: A Systematic Review», *Sports Medicine*, 48, n.º 11 (no-

viembre de 2018), pp. 2607-2622, <https://doi.org/10.1007/s40279-018-0979-0>.

6. Ethan L. Ostrom, Savannah R. Berry y Tinna Traustadóttir, «Effects of Exercise Training on Redox Stress Resilience in Young and Older Adults», *Advances in Redox Research*, 2 (julio de 2021), 100007, <https://doi.org/10.1016/j.arres.2021.100007>.

7. Benjamin A. Hives, E. Jean Buckler, Jordan Weiss, Samantha Schilf, Kirsten L. Johansen, Elissa S. Epel y Eli Puterman, «The Effects of Aerobic Exercise on Psychological Functioning in Family Caregivers: Secondary Analyses of a Randomized Controlled Trial», *Annals of Behavioral Medicine*, 55, n.º 1 (enero de 2021), pp. 65-76, <https://doi.org/10.1093/abm/kaaa031>.

8. Hives *et al.*, «The Effects of Aerobic Exercise on Psychological Functioning».

9. Eli Puterman, Jordan Weiss, Jue Lin, Samantha Schilf, Aaron L. Slusher, Kirsten L. Johansen y Elissa S. Epel, «Aerobic Exercise Lengthens Telomeres and Reduces Stress in Family Caregivers: A Randomized Controlled Trial—Curt Richter Award Paper 2018», *Psychoneuroendocrinology*, 98 (diciembre de 2018), pp. 245-252, <https://doi.org/10.1016/j.psyneuen.2018.08.002>.

10. Matthijs Kox, Monique Stoffels, Sanne P. Smeekens, Nens van Alfen, Marc Gomes, Thijs M. H. Eijsvogels, Maria T. E. Hopman, Johannes G. van der Hoeven, Mihai G. Netea y Peter Pickkers, «The Influence of Concentration/Meditation on Autonomic Nervous System Activity and the Innate Immune Response: A Case Study», *Psychosomatic Medicine*, 74, n.º 5 (junio de 2012), pp. 489-494, <https://doi.org/10.1097/PSY.0b013e3182583c6d>.

11. Matthijs Kox, Lucas T. van Eijk, Jelle Zwaag, Joanne van den Wildenberg, Fred C. G. J. Sweep, Johannes G. van der Hoeven y Peter Pickkers, «Voluntary Activation of the Sympathetic Nervous System and Attenuation of the Innate Immune Response in Humans», *Proceedings of the National Academy of Sciences*

of the United States of America, 111, n.º 20 (20 de mayo de 2014), pp. 7379-7384, <https://doi.org/10.1073/pnas.1322174111>.

12. G. A. Buijze, H. M. Y. De Jong, M. Kox, M. G. van de Sande, D. Van Schaardenburg, R. M. Van Vugt, C. D. Popa, P. Pickkers y D. L. P. Baeten, «An Add-On Training Program Involving Breathing Exercises, Cold Exposure, and Meditation Attenuates Inflammation and Disease Activity in Axial Spondyloarthritis—a Proof of Concept Trial», *PLoS ONE*, 14, n.º 12 (2 de diciembre de 2019), e0225749, <https://doi.org/10.1371/journal.pone.0225749>.

13. Rhonda P. Patrick y Teresa L. Johnson, «Sauna Use as a Lifestyle Practice to Extend Healthspan», *Experimental Gerontology*, 154 (15 de octubre de 2021), 111509, <https://doi.org/10.1016/j.exger.2021.111509>.

14. Maciel Alencar Bruxel, Angela Maria Vicente Tavares, Luiz Domingues Zavarize Neto, Victor de Souza Borges, Helena Trevisan Schroeder, Patricia Martins Bock, Maria Inês Lavina Rodrigues, Adriane Belló-Klein y Paulo Ivo Homem de Bittencourt Jr., «Chronic Whole-Body Heat Treatment Relieves Atherosclerotic Lesions, Cardiovascular and Metabolic Abnormalities, and Enhances Survival Time Restoring the Anti-inflammatory and Anti-senescent Heat Shock Response in Mice», *Biochimie*, 156 (enero de 2019), pp. 33-46, <https://doi.org/10.1016/j.biochi.2018.09.011>.

15. Kay-U. Hanusch y Clemens W. Janssen, «The Impact of Whole-Body Hyperthermia Interventions on Mood and Depression—Are We Ready for Recommendations for Clinical Application?», *International Journal of Hyperthermia*, 36, n.º 1 (2019), pp. 573-581, <https://doi.org/10.1080/02656736.2019.1612103>.

16. Clemens W. Janssen, Christopher A. Lowry, Matthias R. Mehl, John J. B. Allen, Kimberly L. Kelly, Danielle E. Gartner, Charles L. Raison *et al.*, «Whole-Body Hyperthermia for the

Treatment of Major Depressive Disorder: A Randomized Clinical Trial», *JAMA Psychiatry*, 73, n.º 8 (1 de agosto de 2016), pp. 789-795, <https://doi.org/10.1001/jamapsychiatry.2016.1031>.

17. Ashley E. Mason, Sarah M. Fisher, Anoushka Chowdhary, Ekaterina Guvva, Danou Veasna, Erin Floyd, Sean B. Fender y Charles Raison, «Feasibility and Acceptability of a Whole-Body Hyperthermia (WBH) Protocol», *International Journal of Hyperthermia*, 38, n.º 1 (2021), pp. 1529-1535.

Día 5. Deja que la naturaleza se encargue

1. Las cifras citadas proceden de una encuesta de YouGov realizada a 4.382 adultos británicos, en mayo de 2020, por la Fundación de Salud Mental del Reino Unido, que publicó entonces esta útil guía sobre el uso de la naturaleza para el bienestar: <https://www.mentalhealth.org.uk/campaigns/thriving-with-nature/guide>.

2. Sarai Pouso, Ángel Borja, Lora E. Fleming, Erik Gómez-Baggethun, Mathew P. White y María C. Uyarra, «Contact with Blue-Green Spaces during the COVID-19 Pandemic Lockdown Beneficial for Mental Health», *Science of the Total Environment*, 756 (20 de febrero de 2021), 143984, <https://doi.org/10.1016/j.scitotenv.2020.143984>.

3. Timothy D. Wilson, David A. Reinhard, Erin C. Westgate, Daniel T. Gilbert, Nicole Ellerbeck, Cheryl Hahn, Casey L. Brown y Adi Shaked, «Just Think: The Challenges of the Disengaged Mind», *Science*, 345, n.º 6192 (4 de julio de 2014), pp. 75-77, <https://doi.org/10.1126/science.1250830>.

4. William J. Brady, M. J. Crockett y Jay J. Van Bavel, «The MAD Model of Moral Contagion: The Role of Motivation, Attention, and Design in the Spread of Moralized Content Online»,

Perspectives on Psychological Science, 15, n.º 4 (julio de 2020), pp. 978-1010, <https://doi.org/10.1177/1745691620917336>.

5. Jeremy B. Merrill y Will Oremus, «Five Points for Anger, One for a 'Like': How Facebook's Formula Fostered Rage and Misinformation», *Washington Post*, 26 de octubre de 2021.

6. Sally C. Curtin, «State Suicide Rates among Adolescents and Young Adults Aged 10-24: United States, 2000-2018», *National Vital Statistics Reports*, 69, n.º 11 (National Center for Health Statistics, Hyattsville, Maryland, 2020), 10, <https://www.cdc.gov/nchs/data/nvsr/nvsr69/nvsr-69-11-508.pdf>.

7. Florian Lederbogen, Peter Kirsch, Leila Haddad, Fabian Streit, Heike Tost, Philipp Schuchyreas Meyer-Lindenberg *et al.*, «City Living and Urban Upbringing Affect Neural Social Stress Processing in Humans», *Nature*, 474, n.º 7352 (23 de junio de 2011), pp. 498-501, <https://doi.org/10.1038/nature10190>.

8. Łukasz Nicewicz, Agata W. Nicewicz, Alina Kafel y Mirosław Nakonieczny, «Set of Stress Biomarkers as a Practical Tool in the Assessment of Multistress Effect Using Honeybees from Urban and Rural Areas as a Model Organism: A Pilot Study», *Environmental Science and Pollution Research*, 28, n.º 8 (febrero de 2021), pp. 9084-9096, <https://doi.org/10.1007/s11356-020-11338-2>.

9. Michele Antonelli, Davide Donelli, Lucrezia Carlone, Valentina Maggini, Fabio Firenzuoli y Emanuela Bedeschi, «Effects of Forest Bathing (Shinrinyoku) on Individual Well-Being: An Umbrella Review», *International Journal of Environmental Health Research* (28 de abril de 2021), pp. 1-26, <https://doi.org/10.1080/09603123.2021.1919293>; Yuki Ideno, Kunihiko Hayashi, Yukina Abe, Kayo Ueda, Hiroyasu Iso, Mitsuhiko Noda, Jung-Su Lee y Shosuke Suzuki, «Blood Pressure-Lowering Effect of Shinrinyoku (Forest Bathing): A Systematic Review and Meta-analysis»,

BMC Complementary and Alternative Medicine, 17, n.º 1 (16 de agosto de 2017), 409, <https://doi.org/10.1186/s12906-017-1912-z>.

10. E. R. Jayaratne, X. Ling y L. Morawska, «Role of Vegetation in Enhancing Radon Concentration and Ion Production in the Atmosphere», *Environmental Science & Technology*, 45, n.º 15 (1 de agosto de 2011), pp. 6350-6355, <https://doi.org/10.1021/es201152g>.

11. Tae-Hoon Kim, Gwang-Woo Jeong, Han-Su Baek, Gwang-Won Kim, Thirunavukkarasu Sundaram, Heoung-Keun Kang, Seung-Won Lee, Hyung-Joong Kim y Jin-Kyu Song, «Human Brain Activation in Response to Visual Stimulation with Rural and Urban Scenery Pictures: A Functional Magnetic Resonance Imaging Study», *Science of the Total Environment*, 408, n.º 12 (15 de mayo de 2010), pp. 2600-2607, <https://doi.org/10.1016/j.scitotenv.2010.02.025>; Simone Grassini, Antti Revonsuo, Serena Castellotti, Irene Petrizzo, Viola Benedetti y Mika Koivisto, «Processing of Natural Scenery Is Associated with Lower Attentional and Cognitive Load Compared with Urban Ones», *Journal of Environmental Psychology*, 62 (abril de 2019), pp. 1-11, <https://doi.org/10.1016/j.jenvp.2019.01.007>.

12. Pooja Sahni y Jyoti Kumar, «Effect of Nature Experience on Frontoparietal Correlates of Neurocognitive Processes Involved in Directed Attention: An ERP Study», *Annals of Neurosciences*, 27, n.º 3-4 (julio de 2020), pp. 136-147, <https://doi.org/10.1177/0972753121990143>.

13. Justin S. Feinstein, Sahib S. Khalsa, Hung Yeh, Obada Al Zoubi, Armen C. Arevian, Colleen Wohlrab, Martin P. Paulus *et al.*, «The Elicitation of Relaxation and Interoceptive Awareness Using Floatation Therapy in Individuals with High Anxiety Sensitivity», *Biological Psychiatry: Cognitive Neuroscience and Neuroimaging*, 3, n.º 6 (junio de 2018), pp. 555-562, <https://doi.org/10.1016/j.bpsc.2018.02.005>; Justin S. Feinstein, Sahib

S. Khalsa, Hung-Wen Yeh, Colleen Wohlrab, W. Kyle Simmons, Murray B. Stein y Martin P. Paulus, «Examining the Short-Term Anxiolytic and Antidepressant Effect of Floatation-REST», *PLoS One*, 13, n.º 2 (2 de febrero de 2018), e0190292, <https://doi.org/10.1371/journal.pone.0190292>.

14. Virginia Sturm, Samir Datta, Ashlin Roy, Isabel Sible, Eena Kosik, Christina Veziris, Tirany E. Chow *et al.*, «Big Smile, Small Self: Awe Walks Promote Prosocial Positive Emotions in Older Adults», *Emotion* (21 de septiembre de 2020) [publicación digital], doi: 10.1037/emo0000876: <http://dx.doi.org/10.1037/emo0000876>.

15. «Stress & Resilience with Elissa Epel and Dacher Keltner», *City Arts & Lectures*, KQED (11 de mayo de 2021), 1:06:09, <www.cityarts.net/event/stress-resilience/>.

16. Michelle C. Kondo, Jaime M. Fluehr, Thomas McKeon y Charles C. Branas, «Urban Green Space and Its Impact on Human Health», *International Journal of Environmental Research and Public Health*, 15, n.º 3 (marzo de 2018), 445, <https://doi.org/10.3390/ijerph15030445>.

17. Gert-Jan Vanaken y Marina Danckaerts, «Impact of Green Space Exposure on Children's and Adolescents' Mental Health: A Systematic Review», *International Journal of Environmental Research and Public Health*, 5, n.º 12 (diciembre de 2018), p. 2668, <https://doi.org/10.3390/ijerph15122668>.

18. Jean Woo *et al.*, «Green Space, Psychological Restoration, and Telomere Length», *The Lancet*, 373, n.º 9.660 (enero de 2009), pp. 299-300, <https://doi.org/10.1016/S0140-6736(09)60094-5>.

19. Noëlie Molbert, Frédéric Angelier, Fabrice Alliot, Cécile Ribout y Aurélie Goutte, «Fish from Urban Rivers and with High Pollutant Levels Have Shorter Telomeres», *Biology Letters*, 17, n.º 1 (enero de 2021), 20200819, <https://doi.org/10.1098/rsbl.2020.0819>.

20. Juan Diego Ibáñez-Álamo, Javier Pineda-Pampliega, Robert L. Thomson, José I. Aguirre, Alazne Díez-Fernández, Bruno Faivre, Jordi Figuerola y Simon Verhulst, «Urban Blackbirds Have Shorter Telomeres», *Biology Letters*, 14, n.º 3 (marzo de 2018), 20180083, <https://doi.org/10.1098/rsbl.2018.0083>.

21. Mark Coleman, *Awake in the Wild: Mindfulness in Nature as a Path of Self-Discovery*, Inner Ocean Publishing, Maui (Hawái), 2006.

22. Thich Nhat Hanh, *Peace Is Every Step*, Bantam Books, Nueva York, 1992.

23. Brian Cooke y Edzard Ernst, «Aromatherapy: A Systematic Review», *British Journal of General Practice*, 50, n.º 455 (junio de 2000), pp. 493-496, <https://bjgp.org/content/50/455/493.long>; Hyun-Ju Kang, Eun Sook Nam, Yongmi Lee y Myoungsuk Kim, «How Strong Is the Evidence for the Anxiolytic Efficacy of Lavender?: Systematic Review and Meta-analysis of Randomized Controlled Trials», *Asian Nursing Research*, 13, n.º 5 (diciembre de 2019), pp. 295-305, <https://doi.org/10.1016/j.anr.2019.11.003>.

24. Timothy K. H. Fung, Benson W. M. Lau, Shirley P. C. Ngai y Hector W. H. Tsang, «Therapeutic Effect and Mechanisms of Essential Oils in Mood Disorders: Interaction between the Nervous and Respiratory Systems», *International Journal of Molecular Sciences*, 22, n.º 9 (1 de mayo de 2021), 4844, <https://doi.org/10.3390/ijms22094844>.

25. John Muir, *Our National Parks*, Sierra Club Books, San Francisco, 1991.

26. Shigehiro Oishi, Thomas Talhelm y Minha Lee, «Personality and Geography: Introverts Prefer Mountains», *Journal of Research in Personality*, 58 (octubre de 2015), pp. 55-68, <https://doi.org/10.1016/j.jrp.2015.07.001>.

Día 6. Además de relajado, renovado

1. James Nestor, *Breath: The New Science of a Lost Art*, Riverhead Books, Nueva York, 2020. (Hay trad. cast.: *Respira: la nueva ciencia de un arte olvidado*, Planeta, Barcelona, 2021).

2. Lisa Feldman Barrett, «The Theory of Constructed Emotion: An Active Inference Account of Interoception and Categorization», *Social Cognitive and Affective Neuroscience*, 12, n.º 1 (enero de 2017), pp. 1-23, <https://doi.org/10.1093/scan/nsw154>.

3. E. S. Epel, E. Puterman, J. Lin, E. H. Blackburn, P. Y. Lum, N. D. Beckmann, E. E. Schadt *et al.*, «Meditation and Vacation Effects Have an Impact on Disease-Associated Molecular Phenotypes», *Translational Psychiatry*, 6, n.º 8 (agosto de 2016), e880, <https://doi.org/10.1038/tp.2016.164>.

4. Shannon Harvey, *My Year of Living Mindfully*, Hachette Australia, Sídney, 2020.

5. Stefanie E. Mayer, Agus Surachman, Aric A. Prather, Eli Puterman, Kevin L. Delucchi, Michael R. Irwinyrea Danese, David M. Almeida y Elissa S. Epel, «The Long Shadow of Childhood Trauma for Depression in Midlife: Examining Daily Psychological Stress Processes as a Persistent Risk Pathway», *Psychological Medicine* (26 de marzo de 2021), pp. 1-10, <https://doi.org/10.1017/S0033291721000921>.

6. Xiaoli Chen, Rui Wang, Phyllis Zee, Pamela L. Lutsey, Sogol Javaheri, Carmela Alcántara, Chandra L. Jackson, Michelle A. Williams y Susan Redline, «Racial/Ethnic Differences in Sleep Disturbances: The Multi-ethnic Study of Atherosclerosis (MESA)», *Sleep*, 38, n.º 6 (1 de junio de 2015), pp. 877-888, <https://doi.org/10.5665/sleep.4732>.

7. Tricia Hersey, *Rest Is Resistance: A Manifesto*, Little, Brown Spark, Nueva York, 2022.

8. Nestor, *Respira*.

9. *La respiración curativa: ejercicios para desarrollar hábitos respiratorios saludables*, Gaia Ediciones, Madrid, 2022.

10. Andrea Zaccaro, Andrea Piarulli, Marco Laurino, Erika Garbella, Danilo Menicucci, Bruno Neri y Angelo Gemignani, «How Breath-Control Can Change Your Life: A Systematic Review on Psycho-physiological Correlates of Slow Breathing», *Frontiers in Human Neuroscience*, 12 (7 de septiembre de 2018), 353, <https://doi.org/10.3389/fnhum.2018.00353>.

11. Mikołaj Tytus Szulczewski, «An Anti-hyperventilation Instruction Decreases the Drop in End-Tidal CO_2 and Symptoms of Hyperventilation during Breathing at 0.1 Hz», *Applied Psychophysiology and Biofeedback*, 44, n.º 3 (septiembre de 2019), pp. 247-256, <https://doi.org/10.1007/s10484-019-09438-y>; Paul Lehrer, E. Vaschillo y Bronya Vaschillo, «Resonant Frequency Biofeedback Training to Increase Cardiac Variability: Rationale and Manual for Training», *Applied Psychophysiology and Biofeedback*, 25, n.º 3 (2000), pp. 177-191.

12. Juliana M. B. Khoury, Margo C. Watt y Kim MacLean, «Anxiety Sensitivity Mediates Relations between Mental Distress Symptoms and Medical Care Utilization during COVID-19 Pandemic», *International Journal of Cognitive Therapy*, 14, n.º 3 (septiembre de 2021), pp. 515-536, <https://doi.org/10.1007/s41811-021-00113-x>.

13. Alicia E. Meuret, Frank H. Wilhelm, Thomas Ritz y Walton T. Roth, «Feedback of End-Tidal pCO_2 as a Therapeutic Approach for Panic Disorder», *Journal of Psychiatric Research*, 42, n.º 7 (junio de 2008), pp. 560-568, <https://doi.org/10.1016/j.jpsychires.2007.06.005>.

Día 7. Empieza con alegría, termina con alegría

1. Jennifer R. Piazza, Susan T. Charles, Martin J. Sliwinski, Jacqueline Mogle y David M. Almeida, «Affective Reactivity to Daily Stressors and Long-Term Risk of Reporting a Chronic Physical Health Condition», *Annals of Behavioral Medicine*, 45, n.º 1 (febrero de 2013), pp. 110-120, <https://doi.org/10.1007/s12160-012-9423-0>; Daniel K. Mroczek, Robert S. Stawski, Nicholas A. Turiano, Wai Chan, David M. Almeida, Shevaun D. Neupert y Avron Spiro III, «Emotional Reactivity and Mortality: Longitudinal Findings from the VA Normative Aging Study», *Journals of Gerontology: Series B*, 70, n.º 3 (mayo de 2015), pp. 398-406. <https://doi.org/10.1093/geronb/gbt107>.

2. K. Aschbacher, E. Epel, O. M. Wolkowitz, A. A. Prather, E. Puterman y F. S. Dhabhar, «Maintenance of a Positive Outlook during Acute Stress Protects against Pro-inflammatory Reactivity and Future Depressive Symptoms», *Brain, Behavior, and Immunity*, 26, n.º 2 (febrero de 2012), pp. 346-352, <https://doi.org/10.1016/j.bbi.2011.10.010>.

3. Judith T. Moskowitz, Elizabeth L. Addington y Elaine O. Cheung, «Positive Psychology and Health: Well-Being Interventions in the Context of Illness», *General Hospital Psychiatry*, 61 (noviembre-diciembre de 2019), pp. 136-138, <https://doi.org/10.1016/j.genhosppsych.2019.11.001>.

4. Eric L. Garland, Barbara Fredrickson, Ann M. Kring, David P. Johnson, Piper S. Meyer y David L. Penn, «Upward Spirals of Positive Emotions Counter Downward Spirals of Negativity: Insights from the Broaden-and-Build Theory and Affective Neuroscience on the Treatment of Emotion Dysfunctions and Deficits in Psychopathology», *Clinical Psychology Review*, 30, n.º 7 (noviembre de 2010), pp. 849-864, <https://doi.org/10.1016/j.cpr.2010.03.002>.

5. Judith T. Moskowitz, Elaine O. Cheung, Karin E. Snowberg, Alice Verstaen, Jennifer Merrilees, John M. Salsman y Glenna A. Dowling, «Randomized Controlled Trial of a Facilitated Online Positive Emotion Regulation Intervention for Dementia Caregivers», *Health Psychology*, 38, n.º 5 (mayo de 2019), pp. 391-402, <https://doi.org/10.1037/hea0000680>.

6. Barbara Fredrickson, «The Broaden-and-Build Theory of Positive Emotions», *Philosophical Transactions of the Royal Society B*, 359, n.º 1449 (29 de septiembre de 2004), pp. 1367-1378, <https://doi.org/10.1098/rstb.2004.1512>.

7. Dusti R. Jones y Jennifer E. Graham-Engeland, «Positive Affect and Peripheral Inflammatory Markers among Adults: A Narrative Review», *Psychoneuroendocrinology*, 123 (enero de 2021), 104892, <https://doi.org/10.1016/j.psyneuen.2020.104892>.

8. Sheldon Cohen, William J. Doyle, Ronald B. Turner, Cuneyt M. Alper y David P. Skoner, «Emotional Style and Susceptibility to the Common Cold», *Psychosomatic Medicine*, 65, n.º 4 (julio-agosto de 2003), pp. 652-657, <https://doi.org/10.1097/01.psy.0000077508.57784.da>.

9. Yujing Zhang y Buxin Han, «Positive Affect and Mortality Risk in Older Adults: A Meta-analysis», *Psychology Journal*, 5, n.º 2 (junio de 2016), pp. 125-138, <https://doi.org/10.1002/pchj.129>.

10. Tsoknyi Rinpoche, *Open Heart, Open Mind: Awakening the Power of Essence Love*, Harmony Books, Nueva York, 2012. (Hay trad. cast.: *Abre tu corazón, abre tu mente*, Editorial Sirio, Málaga, 2013). Este libro describe con más detalle en qué consisten «dar la mano a la emoción» y otras prácticas que promueven la alegría interior.

11. Anthony D. Ong, Lizbeth Benson, Alex J. Zautra y Nilam Ram, «Emodiversity and Biomarkers of Inflammation», Emotion, 18, n.º 1 (febrero de 2018), pp. 3-14, <https://doi.

org/10.1037/emo0000343>; E. J. Urban-Wojcik, J. A. Mumford, D. M. Almeida, M. E. Lachman, C. D. Ryff, R. J. Davidson y S. M. Schaefer, «Emodiversity, Healthy Well-Being in the Midlife in the United States (MIDUS) Daily Diary Study», *Emotion* (9 de abril de 2020), <https://doi.org/10.1037/emo0000753>.

12. Inês M. Tavares, Hera E. Schlagintweit, Pedro J. Nobre y Natalie O. Rosen, «Sexual Well-Being and Perceived Stress in Couples Transitioning to Parenthood: A Dyadic Analysis», *International Journal of Clinical and Health Psychology*, 19, n.º 3 (septiembre de 2019), pp. 198-208, <https://doi.org/10.1016/j.ijchp.2019.07.004>.

13. Andrea Burri y Ana Carvalheira, «Masturbatory Behavior in a Population Sample of German Women», *Journal of Sexual Medicine*, 16, n.º 7 (julio de 2019), pp. 963-974, <https://doi.org/10.1016/j.jsxm.2019.04.015>.

14. Esther Perel, «Why Eroticism Should Be Part of Your Self-Care Plan», Esther Perel (blog; consultado el 17 de mayo de 2022): <https://www.estherperel.com/blog/eroticism-self-care-plan>.

15. Robert H. Lustig, *The Hacking of the American Mind: The Science Behind the Corporate Takeover of Our Bodies and Brains*, Avery, Nueva York, 2017.

16. June Gruber, Aleksandr Kogan, Jordi Quoidbach e Iris B. Mauss, «Happiness Is Best Kept Stable: Positive Emotion Variability Is Associated with Poorer Psychological Health», *Emotion*, 13, n.º 1 (febrero de 2013), pp. 1-6, <https://doi.org/10.1037/a0030262>.

17. Peter Koval, Barbara Ogrinz, Peter Kuppens, Omer van den Bergh, Francis Tuerlinckx y Stefan Sütterlin, «Affective Instability in Daily Life Is Predicted by Resting Heart Rate Variability», *PLoS One*, 8, n.º 11 (29 de noviembre de 2013), e81536, <https://doi.org/10.1371/journal.pone.0081536>.

18. Anthony D. Ong y Andrew Steptoe, «Association of Positive Affect Instability with All-Cause Mortality in Older Adults in England», *JAMA Network Open*, 3, n.º 7 (1 de julio de 2020), e207725, <https://doi.org/10.1001/jamanetworkopen.2020.7725>.

19. Lustig, *The Hacking of the American Mind.*

20. Kennon M. Sheldon y Sonja Lyubomirsky, «Revisiting the Sustainable Happiness Model and Pie Chart: Can Happiness Be Successfully Pursued?», *Journal of Positive Psychology*, 16, n.º 2 (2021), pp. 145-154, <https://doi.org/10.1080/17439760.2019.1689421>.

21. S. Katherine Nelson, Kristin Layous, Steven W. Cole y Sonja Lyubomirsky, «Do unto Others or Treat Yourself? The Effects of Prosocial and Self-Focused Behavior on Psychological Flourishing», *Emotion*, 16, n.º 6 (septiembre de 2016), pp. 850-861, <https://doi.org/10.1037/emo0000178>.

22. S. Katherine Nelson-Coffey, Megan M. Fritz, Sonja Lyubomirsky y Steve W. Cole, «Kindness in the Blood: A Randomized Controlled Trial of the Gene Regulatory Impact of Prosocial Behavior», *Psychoneuroendocrinology*, 81 (julio de 2017), pp. 8-13, <https://doi.org/10.1016/j.psyneuen.2017.03.025>.

23. Kuan-Hua Chen, Casey L. Brown, Jenna L. Wells, Emily S. Rothwell, Marcela C. Otero, Robert W. Levenson y Barbara L. Fredrickson, «Physiological Linkage during Shared Positive and Shared Negative Emotion», *Journal of Personality and Social Psychology*, 121, n.º 5 (noviembre de 2021), <https://doi.org/10.1037/pspi0000337>; Jenna Wells, Claudia Haase, Emily Rothwell, Kendyl Naugle, Marcela Otero, Casey Brown, Jocelyn Lai *et al.*, «Positivity Resonance in Long-Term Married Couples: Multimodal Characteristics and Consequences for Health and Longevity», *Journal of Personality and Social Psychology* (31 de enero de 2022), <https://doi.org/10.1037/pspi0000385>.

24. Jaime Vila, «Social Support and Longevity: Meta-Analysis-Based Evidence and Psychobiological Mechanisms», *Fron-*

tiers in Psychology, 12 (13 de septiembre de 2021), <https://doi.org/10.3389/fpsyg.2021.717164>; Ted Robles, Richard Slatcher, Joseph Trombello y Mehgan McGinn, «Marital Quality and Health: A Meta-analytic Review», *Psychological Bulletin*, 140, n.º 1 (enero de 2014), pp. 140-187. <https://10.1037/a0031859>.

25. Nicholas A. Coles, Jeff T. Larsen y Heather C. Lench, «A Meta-analysis of the Facial Feedback Literature: Effects of Facial Feedback on Emotional Experience Are Small and Variable», *Psychological Bulletin*, 145, n.º 6 (junio de 2019), pp. 610-655, <https://doi.org/10.1037/bul0000194>; Nicholas A. Coles, David Scott March, Fernando Marmolejo-Ramos, Jeff T. Larsen, Nwadiogo C. Chisom Arinze, Izuchukwu L. G. Ndukaihe, Megan L. Willis *et al.*, «A Multi-lab Test of the Facial Feedback Hypothesis by the Many Smiles Collaboration», *PsyArXiv Preprints* (4 de febrero de 2019), pp. 1-54, <https://doi.org/10.31234/osf.io/cvpuw>.

26. Pennie Eddy, Eleanor H. Wertheim, Matthew W. Hale y Bradley J. Wright, «A Systematic Review and Meta-analysis of the Effort-Reward Imbalance Model of Workplace Stress and Hypothalamic-Pituitary-Adrenal Axis Measures of Stress», *Psychosomatic Medicine*, 80, n.º 1 (enero de 2018), pp. 103-113, <https://doi.org/10.1097/PSY.0000000000000505>.

27. Martin Picard, Aric A. Prather, Eli Puterman, Kirstin Aschbacher, Yan Burelle y Elissa S. Epel, «A Mitochondrial Health Index Sensitive to Mood and Caregiving Stress», *Biological Psychiatry*, 84, n.º 1 (1 de julio de 2018), pp. 9-17, <https://doi.org/10.1016/j.biopsych.2018.01.012>.

28. Christina Armenta, Megan Fritz, Lisa Walsh y Sonja Lyubomirsky, «Satisfied Yet Striving: Gratitude Fosters Life Satisfaction and Improvement Motivation in Youth», *Emotion* (10 de septiembre de 2020), <https://doi.org/10.1037/emo0000896>.

Conclusión

1. Daniel J. Siegel, *IntraConnected: MWe (Me + We) as the Integration of Self, Identity and Belonging (IPNB)*, W. W. Norton & Company, Nueva York, 2022.

2. Shantideva, *The Way of the Bodhisattva*, capítulo 8, versículo 129, Shambhala, Boston, 2006.

3. Su santidad el XIV dalái lama del Tíbet, «Embracing Hope, Courage, and Compassion in Times of Crisis», 8 de diciembre de 2021, <https://www.dalailama.com/news/2021/embracing-hope-courage-and-compassion-in-times-of-crisis>.

4. Pádraig Ó Tuama, *Daily Prayer with the Corrymeela Community*, Canterbury Press, Norwich (UK), 2017.

5. Karen O'Brien, *You Matter More Than You Think: Quantum Social Change for a Thriving World*, cChange Press, Oslo, 2021.

La receta para la calma ha sido posible gracias al trabajo de su autora, Elissa Epel, así como de la traductora Carmen Ternero Lorenzo, la correctora Eva Robledillo, el diseñador José Ruiz-Zarco, el equipo de Realización Planeta, la directora editorial Marcela Serras, la editora ejecutiva Rocío Carmona, la editora Ana Marhuenda, y el equipo comercial, de comunicación y marketing de Diana.

En Diana hacemos libros que fomentan el autoconocimiento e inspiran a los lectores en su propósito de vida. Si esta lectura te ha gustado, te invitamos a que la recomiendes y que así, entre todos, contribuyamos a seguir expandiendo la conciencia.